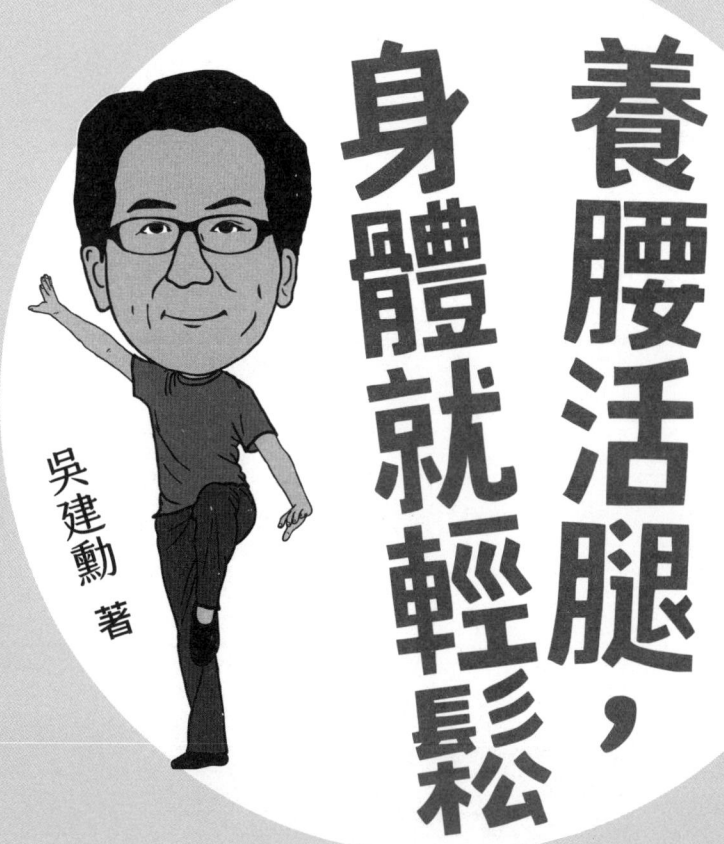

養腰活腿，身體就輕鬆

吳建勳 著

(目 錄)

9　　　熱烈推薦
15　　作者序　活用祖先智慧治腰壯腿

19　1　腰腿痛是年過四十最常見的毛病

24　　**現代人常見三類腰痛**
　　　治腰三大穴位──腎俞穴、腰陽關穴、委中穴
　　　寒溼腰痛──陰雨天發作更甚、腰冷如冰
　　　腎虛腰痛──痠軟無力、過勞加劇
　　　外傷腰痛──痛處固定不移，轉側時更痛

36　　**緩解腰痛不求人**
　　　艾條灸，最適合慢性腰腿痛
　　　委中穴放血，作用迅速
　　　踩踏竹筒，等同強效的足底按摩

41　　**治母親腿痛也改善氣喘**

47　② 腰腿好人不老

48　改善腰腿痛最有用的簡單運動
　　蹲功的妙處：幫助腰部腿部筋骨肌肉恢復年輕
　　學七爺八爺走路壯腿腰
　　治腰良方：雙手抱胸彎腰與嬰兒式伸展運動
　　鬆開僵硬脊椎、改善循環
　　睡覺前後打開骨盤，腰腿疼痛不再來
　　上下反轉：腰椎自動矯正運動
　　磨腰功：壯腰強腎

69　防治腰腿痛的家庭中藥方
　　藿香正氣散：防治腰重、腿無力
　　濟生腎氣丸：強腎健胃、改善腰痛
　　加味逍遙散：改善經期或更年期的腰部痠痛
　　當歸芍藥散：調適血弱怕冷的懷孕腰痠
　　柴胡桂枝湯：和解不明原因的側腰痠痛
　　葛根湯：專治感冒引起的頸背痛

獨活寄生湯：緩解腰膝冷痛、麻痺久症

當歸四逆湯：強心血、通經絡、暖腰腿

82　養腰活腿雙食譜

薏仁絲瓜豬腳湯：鬆筋美容防骨鬆

清蓮藕湯：活血化瘀、修復組織

87　補鈣，構建養腰活腿的基礎

91　③ 緩解腰痛的穴位說明

92　會牽引別處的腰痛

牽引胸部的腰痛

牽引肩部的腰痛

牽引脊椎的腰痛

揹負重物的腰痛

頭昏眼花的腰痛

弓弩緊繃的腰痛

牽扯下腹的腰痛

100　無法彎腰俯仰或轉腰的腰痛

後仰時更痛的腰痛
　　　舉動不便的腰痛
　　　刺痛且無法俯仰的腰痛
　　　無法轉腰回顧的腰痛

107　**會有恐懼的腰痛**
　　　快折斷的腰痛
　　　會悲恐的腰痛

108　**有腫脹的腰痛**
　　　小錘梗塞腰痛
　　　腰痛處經脈腫脹怒張
　　　下腹脹滿的腰痛

112　**感冒引起的腰痛**
　　　不斷地出汗的腰痛
　　　發燒的腰痛
　　　不敢咳嗽的腰痛
　　　上半身惡寒的腰痛
　　　上半身發熱的腰痛
　　　發冷且無法左顧右盼的腰痛

　　　　伴隨喘促的腰痛

123　**其他腰部問題**
　　　　急性腰扭傷
　　　　伴隨大便困難的腰痛

127　**4　緩解腿痛的穴位說明**

128　**腿痛引發的問題**
　　　　腿痛且全身痛
　　　　膝關節痛
　　　　小腿麻痛或抽筋痛
　　　　腳踝痛
　　　　腳趾麻木

142　**傷病引發的腿痛**
　　　　風邪引起的腿疼
　　　　寒邪引起的腿疼
　　　　溼邪引起的腿疼
　　　　熱邪引起的腿疼

腳踝扭傷腫脹

起床足跟痛

153　附錄一 食療小祕訣
166　附錄二 全書穴位圖

飛碟聯播網「青春不會老」主持人 朱衛茵

「吃藥不是王道」,這是從很久以前,吳建勳醫師對我的教誨。以前我喜歡穿高跟鞋,什麼都以美為第一優先,後來我學會愛自己,這也是吳醫師教會我的一件最重要事:每天做一些基本功,然後天天運動。

但是也要做對運動才有效喔,到我們這個年紀,就要清楚怎麼做才對呢?當然就是要看吳醫師的《養腰活腿,身體就輕鬆》再版新書,讓你腰不痠、腿不累,鍛鍊身體跟我們的智慧並進,就能青春永遠不會老啊!

平溪農會專案經理 嚴麗秋

認識吳老師將近 20 年。老師出身中醫世家,對中醫的

研究非常用心,也經常在媒體傳播正確的保健觀念。有幸聽到老師演講的話,他一定會當場教你如何養腰活腿,像是立正站好的正確姿勢、腰要怎麼正確擺動。跟著老師學健康養生,輕鬆又有趣。

老師的外文也很棒,經常有外國友人找他諮詢健康知識,聽著老師跟師母與他們流利的交談,心中對老師有滿滿的崇拜。可惜我的英文太爛了,只能鴨子聽雷,哈哈!

老師一直很用心幫大家解決病痛,長期勞心勞力,有一陣子師母甚至不准他接更多工作,說是太累了。而我這個認識老師多年的老學生每次都偷問:老師您什麼時候上台北,然後我就到老師錄影的現場找老師看診,老師總是二話不說就答應我。這種長者對晚輩的疼愛,一直讓我銘感於心,感謝老師!

這一次老師找我幫他寫序,身為老師二十年的粉絲,真的是感到萬分惶恐!我從老師身上看到,一個有深度內涵的人,會在自己有能力的時候,時刻觀照身邊的人、事、物。老師並不多言但總是笑笑的,(我跟師母比較有話聊,哈哈!)但你還是能感受到他對眾人的無私關心與愛。

記得有一次,我承攬一場四千人的大活動,從演講大綱、講師邀請、企劃活動到現場的椅子擺設等細節都要處

理，累到話都說不出來了，於是趕快去找老師看診，老師一看就說：「你過度透支，傷到腦部了。」經過幾次針加灸，整個人馬上就輕鬆起來，我開心地跟老師說：「我覺得我輕鬆得可以飛了。」老師就哈哈大笑。

老師的醫術與知識真的很厲害，推薦大家一起來讀這本有愛心且醫術很棒的書。

資深健康生活圖書策劃人 鄭良蘋

在快節奏的現代生活中，我們經常忽略對自身健康的關懷，尤其是對腰部和腿部的保養。本書由吳老師精心撰寫，深入淺出地向我們展示了如何透過日常的養護和鍛煉，來強化腰部和腿部的健康，可說是一本全面的養生指南。

在這本書中，吳醫師不僅分享了眾多實用的養生技巧和運動方法，也透露了從中醫典籍中提煉的經方，以及他的「獨門秘笈」。無論你是長時間坐在辦公室的白領，還是熱愛運動的健身者，都能從這本書中獲得寶貴的知識和實用的指導。這本書第一版在兩岸都有出版發行，現在，隨著這本書的再版，我相信它將繼續受到廣大讀者的喜愛，因為好書總是歷久彌新，值得一讀再讀！

愛好生活的中年婦女 鄒慧玉

現代人有腰痛、腿痛、背痛、腳痛的毛病，各種身體疼痛成為了一種相當常見的問題，尤其對中老年人來說，更是困擾。好友們邀約出遊，常會遇到有人行走困難、閃到腰或腿腳不利索的狀況，大大降低了旅遊興致。

吳醫師的這本書從病痛的症狀，到如何用按摩、針灸、艾灸，再加上食療，提供相當豐富的內容。同時還由吳醫師的兒子吳祐禎醫師示範教學圖片，非常詳細教導如何在家就可以簡單運動，有效改善腰腿疼痛。相信只要願意堅持常做這些保健運動，加上有益的飲食，應該可以讓身體恢復敏捷活力，擁有良好的生活品質。

文字工作者 何謙

我是一位文字工作者，也在咖啡館工作，工作有時久坐、有時久站，對腰部腿部的負擔都不小，時常感受到腰痠腿疼，腰腿無力。瀰漫疼痛容易消耗能量，對熱愛工作與旅行的我來說，真是一大困擾。

很幸運的是，朋友跟我分享吳建勳醫師的《養腰活腿，身體就輕鬆》這本書，讓我如獲至寶。書中講述千年中醫智

慧，不用吃藥打針，只要學會老祖先對待身體的智慧，就能在日常生活中照護自己，養腰活腿生命力up！我最常做的練習是在例行運動之後，加上吳醫師教的改善腰腿痛的運動方式，還有與家人互相按摩三大治腰穴位，整個身體循環變好，身心輕盈，心情也變得更好！趕快一起來閱讀寶書吧！

媒體協理 張依瑄

　　六年前我在毫無徵兆的情況下急性椎間盤突出，腿部嚴重抽筋，神經外科醫師建議透過手術來治療，但手術後沒想到造成身體諸多不適，食欲不佳、睡眠差，更糟的是右小腿和腳底持續麻脹痛，讓我非常難受。術後一年，我胖了八、九公斤，精神狀況不佳，免疫力也下降。直到五年前，有幸看到吳建勳中醫師在《康健雜誌》「大人的社團」開課，我立刻報名。

　　自從上課後，透過吳醫師的精準把脈、針灸，以及教我們選擇適合的食物、氣功運動，我的健康之路才能重新找到正確方向。我想將自身求醫治療的經歷分享給更多的人，同時向大家推薦這本《養腰活腿，身體就輕鬆》！

作者序

活用祖先智慧治腰壯腿

　　腰痛或腿不良於行，是大家經常看到的畫面。我每天晚餐後在社區附近散步，總會看到拄著拐杖的鄰居，或是外勞推著坐輪椅的人；去逛街或購物，也常見到工作人員腰背上綁著束腰帶保護腰背，非常辛苦地在做事。

　　我也常見很多人四十歲以後，腿腳不靈活，稍微多走點路就腳發痠發脹，好像腿上灌滿鉛，上樓梯也越來越費勁，沒爬幾層就氣喘吁吁，在我看來都是衰老的最早特徵。

　　很多中年女性只要一站久，就會覺得腰痠腿痛；咳嗽時，腿還會出現放射性疼痛。如果小腿肚出現壓痛更要注意，說明腸胃已經開始「罷工」了。

　　還有一種是雙腿一側發涼，即使夏天也覺得小腿肚摸起來涼冷。更多人睡到半夜就抽筋，即使不是在運動後或因為受涼。另外有些人出現足跟疼痛，生活品質大受影響。

我常想，如何用簡單的語言讓大家明白，老祖宗的養生智慧可以幫到他們，可是當我主動走向前跟他們提起中醫「治腰壯腿」的話題時，多數人卻半信半疑，寧可相信開刀打骨釘、繼續忍受無比的痛苦，每天花一堆時間去復健，或吃一堆安慰自己但沒有明顯效果的藥物或保健食品。

這使得我感觸非常深，我們號稱華夏文化古國，然而中醫的教育或常識卻不普及，也不夠受重視。

我曾在美國在台協會的國際社區服務中心授課，用英文教世界各國來台灣的外國大使、領事與外商公司員工眷屬，有關中醫針灸與養生十多年，他們反而把中國傳統醫學當成寶，不斷地來向我挖寶。他們非常驚訝為什麼不用藥、不用辛苦復健，只用食療、按摩、推拿、針灸、敲打經絡、做做氣功養生運動，經年累月治不好的痠痛或難纏的慢性疾病就康復了。這些西方人普遍深信，用藥與手術應該是最後一步的選擇，因為藥物總有副作用，而手術後總難免會有些麻煩的後遺症。

衷心盼望政府能用心規劃，讓學生從小就學習中醫常識與教育，充分運用穴道、食療、氣功運動等關鍵要領，促進身體健康，不再一上學就精神萎靡，青壯年一工作就喊腰痠背痛，中老年人得靠吃藥打針過日子。

從中醫典籍《黃帝內經》來看，中醫至少有將近三千年的「人體實驗」經驗累積，從生活上各種細節做起，這是為何很多人會覺得中藥比較沒有副作用的原因。

在這本書中，我用最白話的方式來講防治腰腿問題，簡單易學，馬上可以運用，不用想得太難，希望大家不要老是繞在一些艱澀的醫學病名，只要跟著本書做做看，對於難纏的腰痠背痛老毛病，可能很快就會迎刃而解了。

1

腰腿痛是年過四十最常見的毛病

早在兩千多年前,傳統中醫學就對腰痛的治療有豐富的臨床經驗。《黃帝內經》的「刺腰痛篇四十一」,就討論了十五種由各種經脈病變所引起的腰痛,以及內外統一的整體觀念。

人類是地球上唯一完全直立的生物，其支撐點主要是一條彎彎曲曲的脊柱，然而它在延伸至臀部之前則向內彎曲，此部位若是姿勢不良、肌肉長期緊張或突然的動作，或受到某類疾病（感冒、腸胃炎、子宮發炎、內臟下垂、腫瘤、長骨刺、骨關節炎、腎病）、某些藥物副作用、意外碰撞、職業傷害、環境潮溼（常常睡在地上或山邊水邊）、身體內部溼重、跌倒、車禍、閃腰、常吃冰飲、久坐、久站、提拿重物、手術後遺症等等影響，都可能引發腰腿疼痛。

　　雙腿就像人體的承重牆，含有身體最大、最結實的關節和骨頭。70％的活動和能量消耗都要由腿完成。科學家認為，從走路便可判斷人的健康狀況，七十多歲的人如果一口氣步行四百公尺，可推估他還能多活六年。老人每次走的距離越長，速度越快，走得越輕鬆，那麼他的壽命就越長。

　　而且腿部肌肉強勁的人必然有一顆強有力的心臟，因為腰腿強、經絡傳導暢通，氣血就能順利送往各個器官，特別是心臟和消化系統。

97% 腰背痛是結構問題

　　腰痛背痛問題可分三大類：

　　第一類結構問題佔 97％，是由動作或姿勢引發的疼痛，

包含骨骼、肌肉、神經異常等。大多數的腰痛、背痛屬於這類，醫學上又稱機械性疼痛。例如搬東西閃到腰，致使肌肉拉傷導致的腰痛。

第二類發炎問題佔 1% ～ 2%，起因是由感染、發炎、免疫系統引起發炎性的疼痛，通常是在身體不動一段時間後產生疼痛。例如早上睡醒後較為疼痛、活動後疼痛趨緩的僵直性脊椎炎、發炎性關節炎等，癌症腫瘤的轉移痛也會有此現象。

第三類臟器問題佔 1% ～ 2%，是由臟器引發的轉移痛，如胃炎、腎結石，常伴隨者噁心、想吐、發燒等症狀。

但臨床上常常出現腰痛經過多次治療後又重複出現，此時往往無法找到確切的原因。

早在兩千多年前，傳統中醫學對腰痛的治療就有豐富的臨床經驗，例如《黃帝內經》的「刺腰痛篇四十一」就討論十五種由各種經脈病變所引起的腰痛，以及內外統一的整體觀念。

《黃帝內經》是現存最早的一部中醫理論著作，大約在戰國至秦漢時期寫成。全書分為《素問》和《靈樞》兩部分，以黃帝與岐伯、雷公一問一答的形式講述了人體的生理活動、病理變化、診斷和治療等，主張「不治已病治未病」，

也就是現代人所推崇的預防醫學，主張養生、攝生、益壽、延年，是古代人民智慧的結晶，而這部經典早在兩千多年前就對腰痛的治療有了豐富的臨床經驗，也為中醫學的形成及發展奠定了深厚的理論基礎。

《黃帝內經》刺腰痛篇四十一就提到：「足太陽脈令人腰痛，引項脊尻背如重狀，刺其郄穴中太陽正經出血，春無見血。少陽令人腰痛，如以針刺其皮中，循循然不可以俯仰，不可以顧，刺少陽成骨之端出血，成骨在膝外廉之骨獨起者，夏無見血。陽明令人腰痛，不可以顧，顧如有見者，善悲，刺陽明於䯒前三痏上下和之出血，秋無見血。足少陰令人腰痛，痛引脊內廉，刺少陰於內踝上二痏，春無見血，出血太多，不可復也。厥陰之脈令人腰痛，腰中如張弓弩弦，刺厥陰之脈，在踵魚腹之外，循之累累然，乃刺之，其病令人善言默默然不慧，刺之三痏。」

氣血暢通，腰就輕鬆

人體經脈有如錯綜複雜的交通路線，但大半會經過腰腹，當局部氣血凝塞即產生循環不良，就會造成腰痛。

也就是說，腰痛與體內許多經脈中的某一段不通暢至為密切，例如通行背部的足太陽經、走身體側面的足少陽經、

走身體前中線兩側旁及腿部外側緣的足陽明經、走腹部一圈的帶脈、走腿部內側中線旁到達腰腹的足太陰脾經與足厥陰經等等。我們如果能將身體經絡所經過的「關鍵處」，也就是「穴位」，使其氣血暢通，往往對調治腰痛就能得心應手。

醫生多建議腰痛症狀較輕的人：常找空隙休息、常使用熱敷、先蹲低膝蓋再彎腰取物、仰臥時膝彎下要墊一個小枕頭或厚毛巾、洗碗時一腳踩著小板凳、開車一小時就要下車做伸展運動。

對於較嚴重的腰痛患者，醫生會給予鎮痛消炎藥、肌肉鬆弛劑、維他命補充劑，且施以物理治療，如熱療、牽引、背支架等，或以手術改善。並且建議患者每天至少散步30分鐘，走的時候雙手要擺動，如此可增強腹肌與背肌，減少腰椎的負荷。

現代人常見三類腰痛

　　腰部毛病大致可分為三類，只要能掌握三大穴位，再搭配其他輔助穴，用針灸、按摩、敲打、食療、放血、運動，以及輔以使用中藥，假以時日，各類腰痛多可獲得緩和，同時預防其他問題。

治腰三大穴位──腎俞穴、腰陽關穴、委中穴

　　各種腰痛症狀都可用「腎俞（音輸）穴」、「腰陽關穴」、「委中穴」做主穴，再依照個別症狀酌加配穴。

　　也就是說，當你碰到任何一種腰腿痛，不論任何狀況，只要先敲打、按摩或針灸**腎俞**、**腰陽關**、**委中**這三個穴位（請見第 27 ～ 29 頁），就馬上好一大半，因為這三穴是歷朝歷代中醫寶貴的臨床使用經驗，再加上近代數十位名中醫前輩主治腰痛經驗所歸納出最有效的穴道，幾乎涵蓋了各

式各樣腰腿問題的處理,可見這三穴多麼重要,多麼管用。

要注意的是,左右穴位一起算,總共有五個穴位,五個位置要一起按摩、敲打或針灸,才能發揮最大的功效。

針灸傳統醫學一般將腰部毛病分為三類,比較能對症下藥,包括寒溼腰痛、腎虛腰痛、外傷腰痛。

寒溼腰痛──陰雨天發作更甚、腰冷如冰

如果常坐臥在溼冷之地,或冒雨涉水,或勞動出汗很多時,受到寒溼之邪;或是現代人太常吃冰、喝冷飲、吹冷氣所致,溼邪夾纏留而不去,阻塞體內經絡,以致氣血循環受阻,導致發生腰背重痛,不能俯仰;或痛連到臀部下肢,患部肌肉拘急(肌肉緊張或抽搐),常覺寒冷,一遇陰雨天更加重。

除要活用三大腰痛主穴外,再加上特別能幫助除去寒溼的配穴:**大腸俞穴、關元俞穴**(請見第 29 ～ 30 頁)。

腎虛腰痛──痠軟無力、過勞加劇

房事過度頻繁或現代人晚睡熬夜、上班工作透支體力、頻滑手機等,以致精氣耗損,使腰部經脈濡養不夠(也就是滋養不夠),因而腰痛。

主要症狀是腰痛痠楚，經久不癒，精神倦怠，膝軟無力，過勞時更加劇烈，躺下來休息後可緩解。

腎虛腰痛又分為「腎陽虛」與「腎陰虛」兩種情形。

偏向腎陽虛的人，下腹部兩側容易抽動，面色恍白，手足冰冷。除活用三大腰痛主穴外，腎陽虛腰痛者需再加上特別能幫助補腎陽的配穴穴道，如**命門穴**、**腰眼穴**（請見第31頁）。

偏向於腎陰虛的人，心煩失眠，口燥咽乾，面色潮紅，頭頂、手心和腳心煩熱。除三大主穴外，腎陰虛腰痛者需再加上特別能幫助清虛熱、補腎陰的配穴：**志室穴**、**太谿穴**（請見第32～33頁）。

外傷腰痛——痛處固定不移，轉側時更痛

腰痛，加上腰脊及頸僵硬，痛的地方固定不移，手按或轉側時更痛。除活用三大腰痛主穴外，再加上配穴**委陽穴**、**腰俞穴**、**水溝穴**（請見第34～35頁）來針灸或按摩、敲打數分鐘。

腎俞穴

屬於足太陽膀胱經，這個穴位與腎臟相應，是腎的背俞穴。「俞」念「輸」，是古字，意思是轉輸、運輸、交通、傳輸的意思，是治療腎腰病的要穴，包括腎虛腰痛、遺精、陽痿、精冷無子、遺尿、耳鳴、耳聾、目昏、月經不調、白帶。

本穴位在腰部，當第二腰椎棘突下（肚臍正後方），向左或向右旁開一·五寸（約患者二指寬處），左右各有一穴。

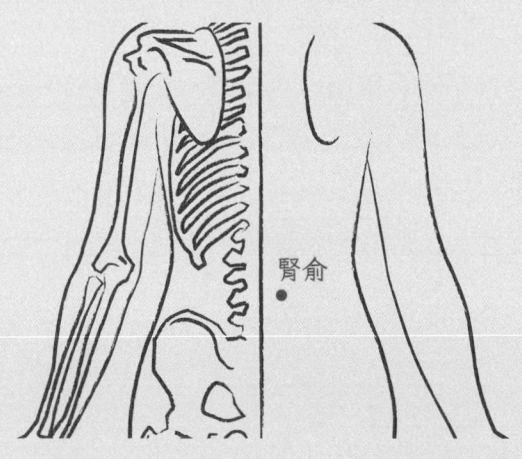

腰陽關穴

屬督脈。中醫將人體的頸、胸、腰椎分為三關：頸（風

寒關)、胸(氣血關)、腰(寒冷關)。

腰陽關穴就在第四腰椎,正好處於寒冷關的中間地帶,也是陽氣通行的關口。陽關就是整個背部化氣助力之用於外,關係全身的陽氣強壯力的出入,是督脈陽氣上通於命門,通背化氣的關要,所以叫做腰陽關。換句話說,它是腰背力量所繫之根的基礎,可見多麼重要。

當你感到後背發涼時,常肇因於腰陽關穴的經絡不通,陽氣無法上升。若打通了腰陽關穴,陽氣可順行而上。

本穴位於第四腰椎棘突下,約與髂相平,主治腰痛、下肢痿痺、月經不調、陽痿、遺精等。全身只有一穴。

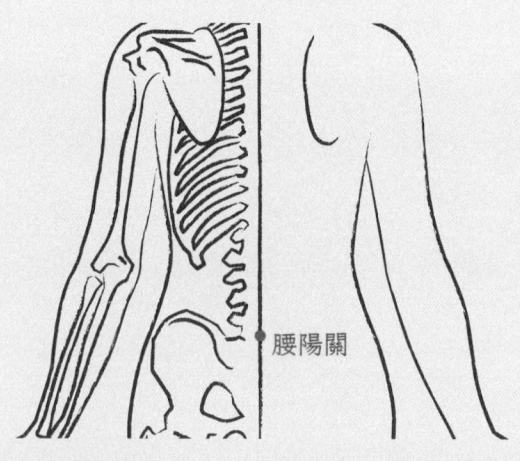

委中穴

屬於足太陽膀胱經。委中的意思是委寄於膕窩的中央。

委中穴在膕窩橫紋中央（腳彎曲膝蓋正後方肌肉突起處的中央），主治髖關節活動不利、腰痛、膝蓋周圍抽筋、下肢痿痺、半身不遂、上吐下瀉、丹毒、流行疫病感染等。左右各一穴。

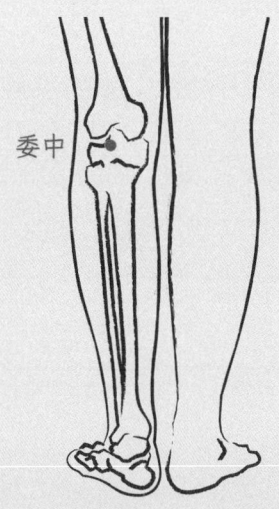

大腸俞穴

屬於足太陽膀胱經，是大腸的背俞穴，內應大腸，是大腸之氣在背部輸注、轉輸之處，是治療大腸病症與腰痛的要穴。本穴位在第四腰椎棘突下再往左或右旁開二指處，主治

腰脊痠痛、腰腿痛、下肢痿痹、腹脹、便祕、腸鳴、泄瀉等。

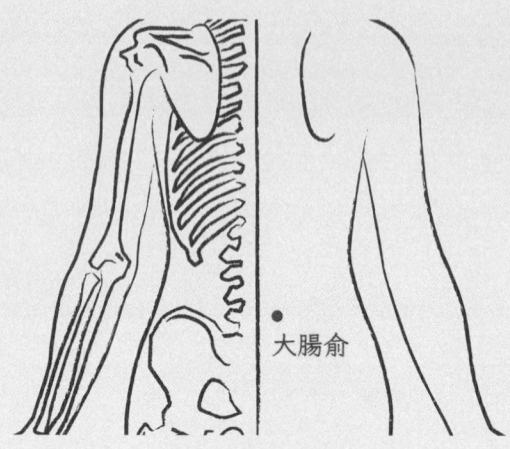

關元俞穴

　　屬於足太陽膀胱經，與任脈的關元穴相應（俗稱丹田處），是人體元陽之氣在背部輸注、轉輸之處，是治療虛衰的要穴。本穴位在第五腰椎棘突下再往左或右旁開二指處，主治腰痛、腿痛、腹脹、泄瀉、尿床等。

　　讀者可在下腰兩側，即左右臀部上半部（兩側髂骨頂點之間，第四及第五腰椎的左右），以大拇指用力按壓數次，每次壓三十秒以上，一日按數次。或用拳頭下緣以柔勁敲打此處五分鐘，一日敲數次。

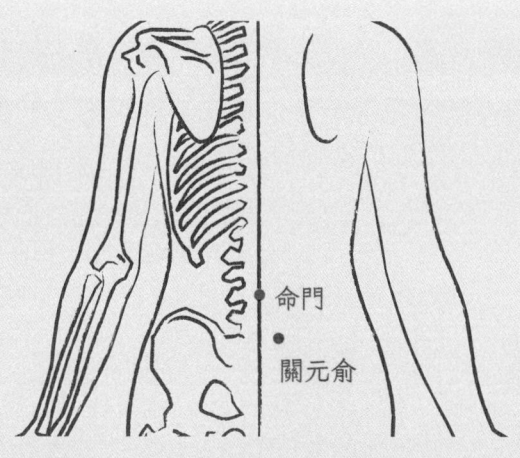

命門穴

　　屬於督脈穴位,位於兩腎中間,腎藏精,是生命之根、先天之本,比喻關乎生命之門,所以叫做命門穴,有壯陽益腎的功能,主治腎虛腰痛諸症。本穴位在第二腰椎棘突下(肚臍正後方),主治腰痛、脊椎強硬、消化不良、泄瀉、月經不調、陽痿、遺精等。

腰眼穴

　　屬於經外奇穴,主治腰痛、頻尿、月經不調等。本穴位在第四腰椎棘突下再往左或往右四指半寬處。

　　讀者可在後中央線、後腰心(肚臍正後方),及下腰兩

側（當我們趴在床上時，下腰的兩側通常會出現凹窩處），以大拇指用力按壓數次，每次壓三十秒以上，一日按數次。或用拳頭下緣以柔勁敲打此處五分鐘，一日敲數次。

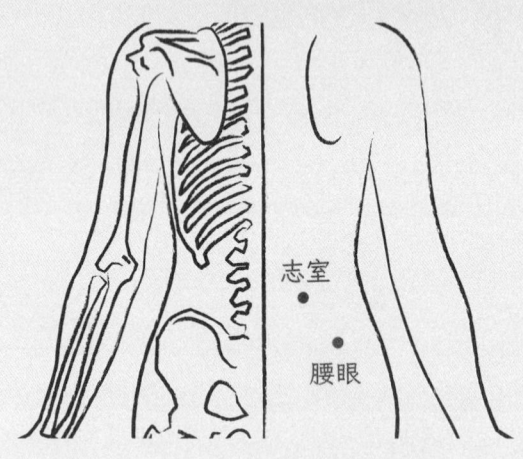

志室穴

　　屬於足太陽膀胱經，《黃帝內經》指出，腎是藏志之室，與腎俞穴相通，所以叫做志室。

　　本穴位在第二腰椎棘突下旁開三寸（約患者四指寬），主治腰膝痠痛、水腫、小便不利、頻尿、遺尿、月經不調、陽痿、遺精等。

太谿穴

屬於足太陰腎經。太谿是山之谷通於溪，溪通於川，腎藏志而喜靜，出太深之溪，以養其大志，所以叫做太谿穴。

本穴位在內踝與跟腱之間的凹陷中，與內踝高點相平。主治腰脊痛、月經不調、陽痿、遺精、耳疾、咽喉乾痛、咳血、氣喘、失眠等。

讀者可在後腰心的兩側（肚臍正後方），及腳內踝後方凹陷處，以大拇指用力按壓數次，每次壓三十秒以上，一日按數次。或用拳頭下緣以柔勁輕輕敲打此處五分鐘，一日敲數次。

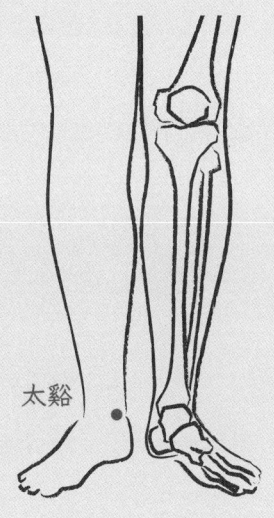
太谿

委陽穴

屬於足太陽膀胱經。「委」就是「曲」，當屈曲膝關節時，這個穴位於委中穴的外側少許，外側為陽，所以叫做委陽穴。本穴位在膝蓋正後方的膕橫紋的中央「委中穴」外側，股二頭肌腱內緣。左右各有一穴。主治腰脊強痛、腿部痙攣疼痛、水腫、小腹脹滿、小便不利（量少且排出困難）。

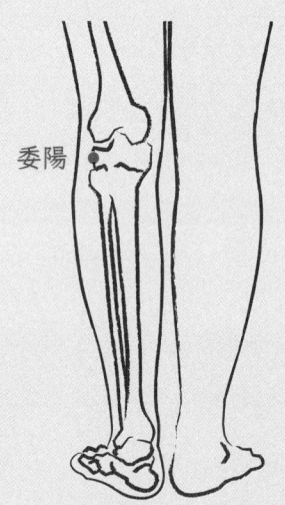

委陽

腰俞穴

屬於督脈穴位，腰是腎之府，本穴是腎精氣所經過的地方，也是治腰的重要腧穴。本穴位在管裂孔中，主治腰脊強

痛、下肢痿痺、癇症、月經不調、痔疾等。全身僅有一穴。

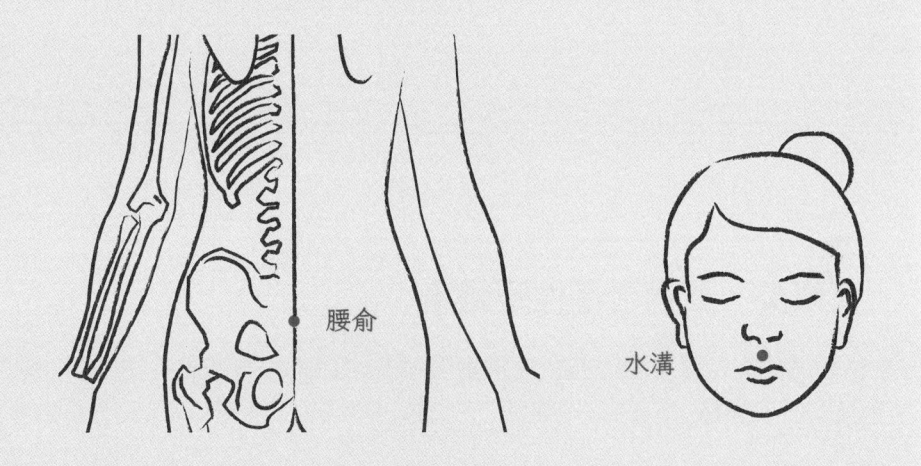

腰俞

水溝

水溝穴（人中）

屬督脈穴位，穴居於鼻柱下溝中央，這個穴位夾於手陽明大腸經與足陽明胃經之中，有如經水交會，所以叫做水溝穴。本穴位在人中溝中的上三分之一與下三分之二的交界處，全身只有一穴。主治腰脊強痛、昏迷、中風、癲狂、癇症、躁鬱症、小兒驚風、口眼歪斜、面腫、牙關緊閉。可在尾骨端往上約五指寬處及人中處，以大拇指用力按壓數次，每次壓三十秒以上，或用拳頭下緣以柔勁敲打此處五分鐘，一日數次。

緩解腰痛不求人

艾條灸，最適合慢性腰腿痛

針灸，是外國人覺得非常神奇的一種自然療法，既不用藥也沒什麼副作用，就能夠有明顯的治病效果。

其實針與灸是兩種不同的治療手法。針，是用一次性的消毒鋼針，刺入穴道，產生連鎖反應。灸，則是用艾草點燃後在穴道上燻灼，以數百度的熱能刺激穴位。國際上研究發現，不管針或灸都有改善循環、鎮痛、消炎、活化關節、調節內分泌、興奮或抑制內臟功能、產生腦內啡等多樣化的作用。

不過，針比較偏向在「清」的作用，灸則偏向在「補」的作用，大部分長期的腰腿痛都會變成「虛症或慢性」居多，非常適合以灸來改善。而且「針」需要比較專業的技術，一般讀者無法自療，而灸法只要接近穴位就能產生作用，不

需要嚴格的技術就能使用。

明朝李梴編撰於 1575 年的綜合性醫書《醫學入門》就說明：「凡病藥之不及，針之不到，必須灸之！」此書影響力頗為廣大，說明了灸法可補藥療和針療的不足，是一種常用而重要的自然養生療法。從經濟面來說，一盒艾條（十根艾條）才不過數百元左右，便宜又好用。唯一要注意的是，艾灸時煙灰不要亂彈，尤其不要彈進垃圾桶，以免引起火災，應準備瓷盤或鋼鐵製品容器，再盛些水來熄滅，並專心灸治穴道，不要分心，避免引起火災意外。

艾條灸的方式是將艾條點燃後，手掌根靠在穴位附近，以燃燒的艾頭接近穴道，以感覺熱、微微刺痛為原則，可用「雀啄」方式進行，即將艾條一上一下刺激穴道，像麻雀在地上撿拾吃東西一樣。

換句話說，當艾條往下接近穴位時停一下下，一有燒灼熱痛感便往上翹開，再重複接近、離開皮膚穴道，這樣就不會感覺太燙，或燒傷皮膚。或者以艾條在穴道周圍繞小圈圈，也能產生作用。

每個穴位約持續灸五～十分鐘，每日一～二次，輕症約灸一星期，久病者約兩個月左右。

委中穴放血，作用迅速

委中穴在膝蓋正後方肌肉突起處中央處（膕窩橫紋中央，第 29 頁），左右各一穴，主治髖關節活動不利、腰痛、背痛、膝蓋周圍抽筋、下肢痿痺、半身不遂、上吐下瀉、丹毒、流行疫病感染等。

這個穴道特別適合緩解急性的、發炎的、發燒的毛病，換句話說，剛扭到腰腿、撞到腰腿、摔到腰腿、體內有發炎、痛點很明顯、一直在痛等等狀態下，我們可到西藥房購買酒精棉片、採血片（採血針），撕開酒精棉片在委中穴消毒後，以採血針淺刺兩三下，擠出五滴血。左右腿的委中穴都放血，可迅速釋放體內的不良物質，改善症狀。如果能在淺刺幾下後，再用拔罐器拔出更多的惡血瘀血，效果更佳。拔罐器可在網路，或販售中醫藥器材的商店購買得到。一套僅僅數百元，省錢好用。

在此要提醒讀者，如果自己用針、用灸或放血、拔罐，症狀都無法消除減輕時，請前往醫療機構由合格醫師做進一步檢查或治療，以免延誤病情。

踩踏竹筒，等同強效的足底按摩

在禮品店、高速公路休息站、文具店都可買到的竹筒，

一般用來放文具或筷子，但其實竹筒是古時候練武人士很好的站樁器具，除了平衡訓練之外，竹筒有個很奇妙的圓融空間作用，能排除病氣，和諧所有系統。

坐著，腳一踩竹筒，腰腿的支撐好，且會自然微挺往上拉抬，腰腿的氣血就運行順暢！

平常只要坐下來的時候，光著腳把腳底中間部分放在竹筒上，就能自動矯正腰部的姿勢，不到半個鐘頭，整個腿部都會覺得非常舒服，因為它能調氣、順氣，還能刺激腳底

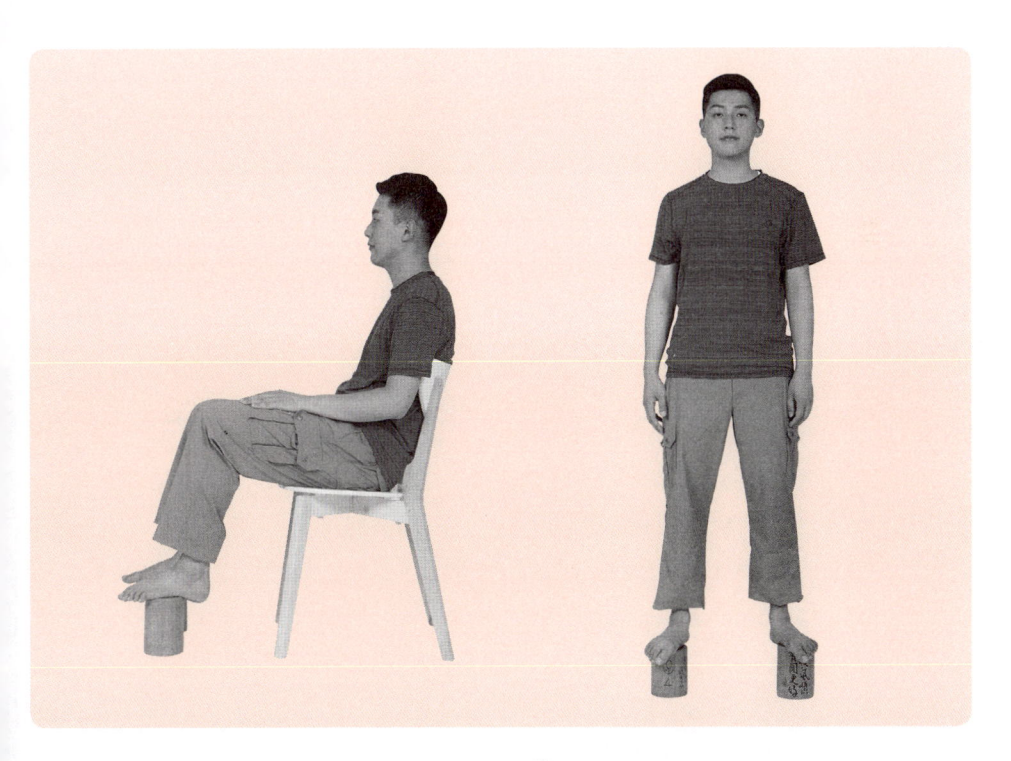

1 腰腿痛是年過四十最常見的毛病　　39

反射區,好像做腳底按摩一樣。當然你也可以移動腳底刺激不同部位,甚至站上去,只要五分鐘就可達到刺激效果,如同的足底按摩。

　　與腳底按摩不同之處在於,它還能和諧與平衡體內的系統,每天站個幾次五分鐘,全身健康得不得了,大大省錢又方便,竹筒可能一輩子也用不壞。

治母親腿痛也改善氣喘

　　我的母親曾罹患多年的氣喘，在照顧母親的過程當中，也讓我意外發現跟治療腿痛有非常大的關係。

　　小時候我常去阿嬤家玩耍，曾聽說阿嬤有過敏的毛病。我的媽媽中年開始有呼吸系統的毛病，除了過敏之外，還有點氣喘，到了七十幾歲氣喘變得嚴重，父親常要帶她去大醫院看診拿一堆的藥，尤其一定要拿到吸入性的藥罐，以便急性發作時可以馬上鎮壓住惡劣的狀況。

　　由於他們居住在南投中興新村，而我一直在台北工作，只能抽空每一、兩星期回老家去看他們。一開始的時候老人家比較相信西醫，因此對於我這個中醫反而不太接受，不肯嘗試中醫的療法，但到了八十歲時，氣喘的情況越來越嚴重，一遇到天氣變化較大，或是吃到一點點辣椒，就犯得很厲害，「咻⋯⋯咻⋯⋯」連續喘鳴的聲音不停，好像整個胸

腔都快卡住,無法呼吸了,即使用了吸入性急救藥也沒啥用,這才開始接受我的中醫療法。

打通腎經的循環網絡

開始的時候,我也是照一般的傳統想法與治療,氣喘症都是從呼吸系統有關的地方著手,常用肺經的大穴位,如尺澤穴、列缺穴、太淵穴等;及上背心肺部直接的反射穴位,如肺俞穴、定喘穴、身柱穴等;還有表裡經大腸經的大穴合谷穴、能去痰的豐隆穴等。不論是針灸或按摩這些穴位,都能產生作用,馬上改善氣喘吁吁的狀態,但總是還會再犯,一而再、再而三地發生,就是差那麼臨門一腳,無法斷它的根,徹底治好它,非常困惱。

有一次她大喊大腿內側疼痛、雙腿無力,我就幫她敲打「足太陰腎經」的下半段(都在腿部,大腿小腿的內側),沒想到僅僅用最小的力量敲打時,我的媽媽都痛到大叫,一直躲閃不肯繼續敲下去。這時候我突然靈光一現,根據中醫五行原理,五臟的循環有一定原則,所謂「肝、心、脾、肺、腎」,氣喘屬於肺的系統,然而肺經接著是腎經,肺系統的下游是腎經,換句話說,下游的網路若是不通暢,自然會影響上游的肺經網路,發生過敏、氣喘、感冒、發炎、發燒等

等的症狀,而且腎經由腳底往上走一直到達胸喉、舌根,都跟呼吸系統有牽連,最容易卡住的就是位於大腿內側的腎經。

因此,我請她一定要忍著痛,讓我繼續敲打腎經。實際上,我敲的真的真的很輕,可是當你敲到正確位置的腎經時,那種持續共振波的震動到整條腎經的作用,好像會透到骨裡的深層疼痛感,真的會讓人痛到齜牙裂嘴,好像比刀割還痛。我的意思是說,不是真的表皮痛,而是那種深入皮裡筋骨的感覺,真會要人命!雖然這樣痛感那麼強烈與震撼,但奉勸大家還是要堅持下去。因為,只要繼續敲打「十分鐘」(左右腿各敲五分鐘),那種效果「立竿見影」,會讓你大為驚奇。這就是古人一直在說的不需要藥物就會好的「先按摩、運動,再一針二灸三用藥」,用藥是最後的選擇,而我們現代人忙碌生懶都是先吃藥再說。

這是多麼錯誤的觀念與行為。

從我開始在「腎經」敲打,以及在腎經的要穴針灸或按摩,如湧泉穴、太谿穴、照海穴、陰谷穴等,母親的多年難纏氣喘病竟然不藥而癒,不再需要靠吸入氣喘擴張劑。最重要的關鍵居然不是從呼吸系統去治療,而是打通腿部腎經的循環網絡就直接奏效。這真的要佩服老祖宗的中醫理論與

經驗。我們一天到晚在講肝、心、脾、肺、腎五臟五行相剋，卻一直忽略它的實際應用，切記切記啊！（**編按：此處氣喘療法為作者親身見證，但每人體質與病況不同，除應用本書穴位按摩，建議讀者仍要依個人狀況按一般程序就醫並遵照醫囑，勿隨意停藥**）

氣喘的穴位療法

任何氣喘病可先敲打腎經及按摩湧泉穴、太谿穴、照海穴、陰谷穴。

腎的經絡，起於足小趾，經足心、內踝，沿下肢內側內緣，經腹部、腎臟、膀胱。另一支經腹部、胸部正中線旁，喉嚨，到達舌根。左右各有一條。

可常用拳頭下緣肥肉敲打「腎的經絡」，意即從腳底由下往上沿著小腿大腿內側緣、腹部中線旁來輕輕敲打，形成源源不絕的共振波，一直拍到前頸下緣為止，可迅速解決以上問題。兩邊都要敲，每次每一腿至少敲打五分鐘，每日兩、三次。敲打時要有彈性，力量必須要能感覺到痠麻或稍痛，才有作用。

可請人用兩手交替如打鼓般有節奏地敲打更佳。

敲打經絡路線

- 敲打右腿腎經
- 敲打左腿腎經
- 按摩湧泉穴、太谿穴、照海穴、陰谷穴
- 敲打左腿腎經重點穴位
- 敲打右腿腎經重點穴位

敲打經絡路線

俞府
神臟
神封
幽門
陰都
商曲
中注
四滿
大赫

彧中
靈墟
步廊
腹通谷
石關
肓俞
氣穴
橫骨

陰谷

築賓
交信
照海
湧泉
然谷
水泉
大鐘
太谿
復溜

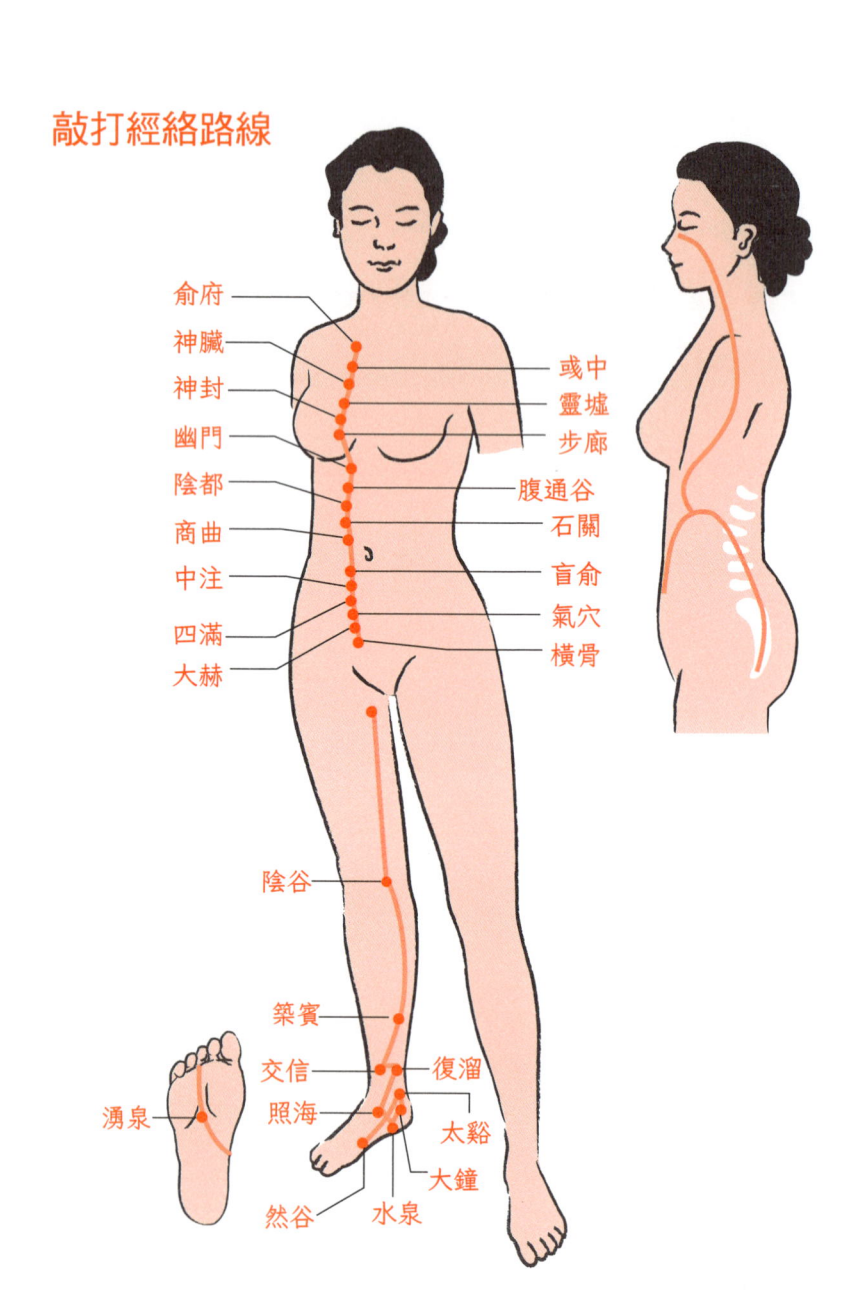

養腰活腿，身體就輕鬆

2

腰腿好人不老

想要避免快速衰老,一定要運動。研究指出,老化會使大腦縮小,但是運動有助提升大腦整體功能,特別是會增加 2% 海馬迴體積,這能使大腦老化逆轉一至二年,提升心智能力。

改善腰腿痛
最有用的簡單運動

現代人開車、騎機車，以車代步慣了，腿部力量通常比較差，只有養好腿，才能阻止衰老提前到來。

首先，注意保暖，平時常用熱水泡泡腳，使氣血能順利到達上半身，維持機體平衡。其次，多曬太陽，不僅有利於保暖，還可以促進體內維生素Ｄ的形成，避免雙腿鈣流失，有效預防骨質疏鬆。最後，就是要多運動。

[髖部]

每天堅持背部靠牆站立，腳慢慢往前走，然後再退回，保持一個平穩狀態。此時背的下部要始終緊貼牆壁。

[膝蓋]

雙膝併攏，屈膝微微下蹲，雙手置於膝蓋上，先順時針方向旋轉三十次，再逆時針旋轉三十次扭完雙膝後，再隨意活動一下肢體。

腿

老年人可選擇慢跑、游泳、打太極等有氧運動。最好每天能堅持健走四十五分鐘。

常揉腿肚：彎腰或是坐著讓雙腿下垂，用雙手同時輕輕拍打雙腿，由上至下反覆拍打數遍，再用雙手握拳置於雙大腿和腿肚處，旋轉揉動數十次。

腳踝

多踮踮腳後跟，建議抬起腳後跟再繃緊腿，每次保持五～十秒。

腳趾

兩腿伸直，低頭，身體向前彎，以兩手扳足趾關節各二十～三十次，能鍛鍊腳力，防止腿足軟弱無力。

蹲功的妙處：幫助腰部腿部筋骨肌肉恢復年輕

老一輩人小時候上茅坑時全部都是蹲著上。現在的人都坐在馬桶上，結果腰腿越來越退化，年紀越大當然就更蹲不下去，出門在外要上廁所都要找有坐式的，否則真的會跌倒在公廁裡。

我在大陸演講與義診時，發現勞動的老人家腰腿部肌肉都很扎實，有了毛病恢復比較快。反而經濟狀況好一點的

高齡者的腰部、膝蓋、小腿、踝關節比較容易出狀況、無法展開，可能與常使用坐式馬桶有關。請他們蹲一蹲卻怎麼樣都蹲不下去或蹲不久，這樣的狀況連帶使得他們治療效果都拖得較久，因為下半身氣血循環差，拖累影響到心臟、血壓等很多系統，使晚年幸福直接受到了影響。

每天蹲下幾次，每次三～五分鐘，蹲下時要雙腳與肩同寬，腳底要踩平（不可只用腳尖），上半身盡量挺胸保持中正（脊椎中軸線盡量要垂直）。手肘不能跨在腿上最標準，視個人情況盡量蹲。

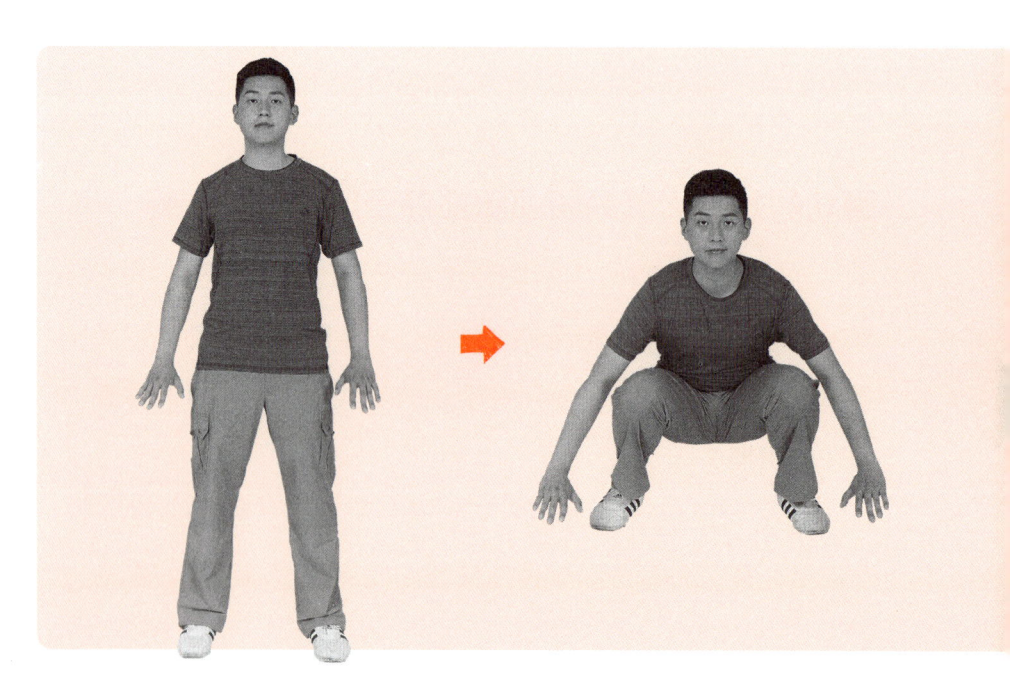

假使你蹲不下去，蹲不久，蹲下的姿勢不標準，那都表示你已經退化太多。常常做蹲下這個動作，可慢慢使你的腰腿部筋骨肌肉恢復年輕，不容易摔倒。在工地或街上會看到許多的勞工朋友都用蹲姿做個小休息，而養尊處優的我們真的蹲廁所都蹲不久。

　　我從六十歲養成一個習慣，蹲著看報紙，不知不覺中就可越蹲越久，雖然姿勢有點不雅，為了健康也得做。一開始時，蹲沒兩分鐘就腿麻腳痠，一旦站起來，就頭昏眼花，好像快要跌倒似的，但越蹲身體卻是越來越健康，越能蹲很

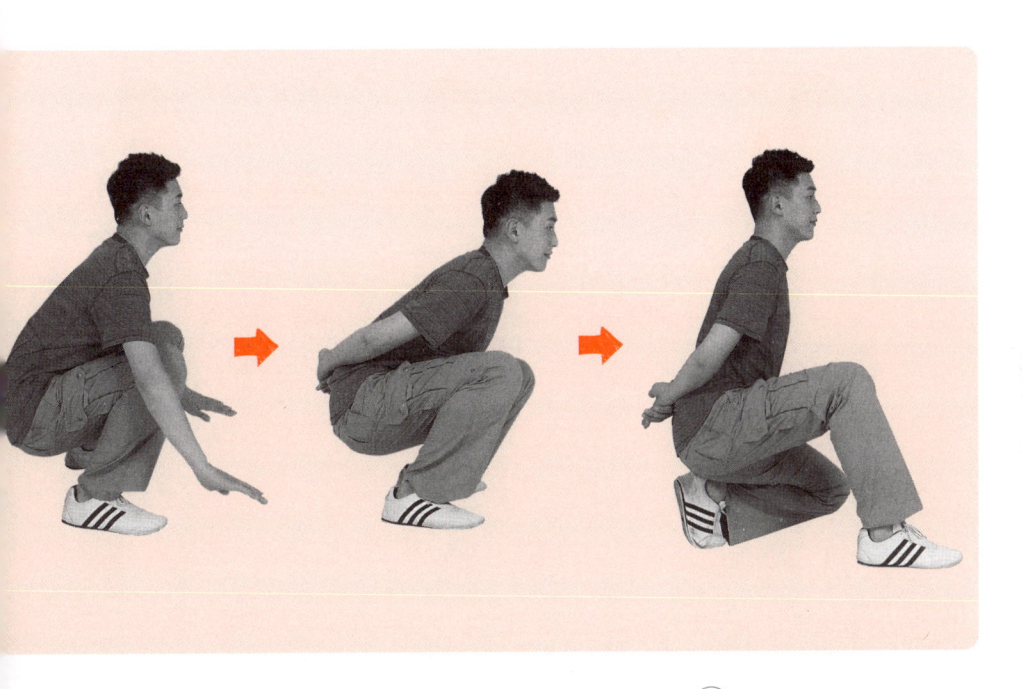

久而不發昏發麻,腰腿越來越有勁。所以各位讀者不要蹲了一次,隔天起來一感覺腿很痠就不做了。

其實,當你的身體狀態恢復越來越好時,還可嘗試用蹲的姿勢走一小段路,開始時大約走二十步就很累了,以後每天練習越走越健步如飛,好像蜈蚣走路橫行霸道一般,到這個階段,什麼高血壓、心臟病都會不見了!因為下肢血液迴流已經變得超強了。

學七爺八爺走路壯腰腿

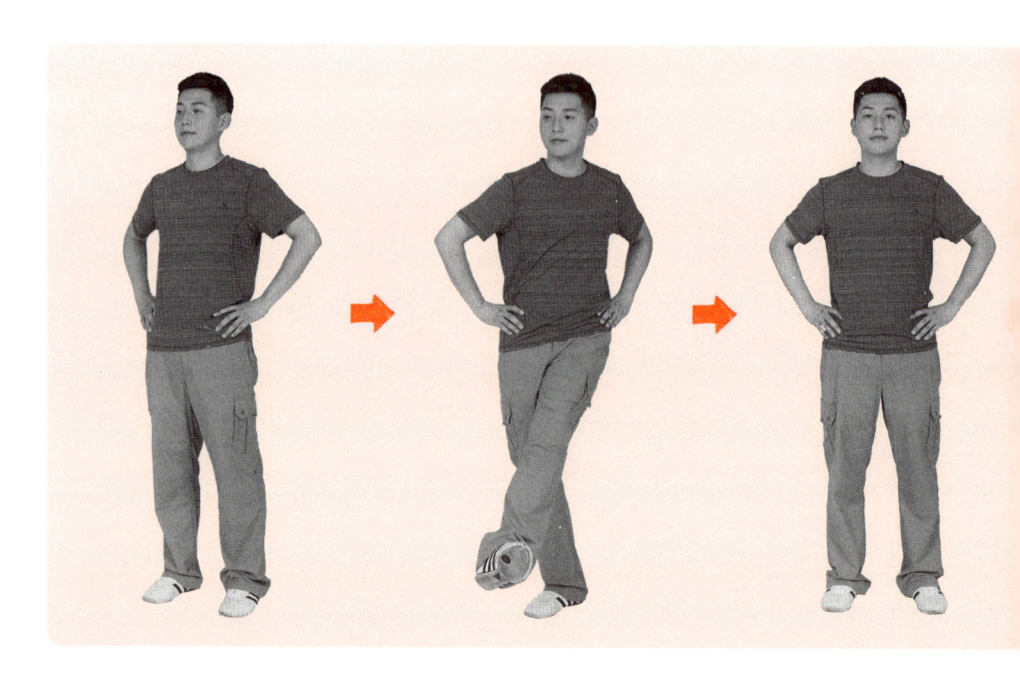

學七爺八爺走路，一步一腳印，有威有武，還有美妙的律動，最主要是能幫助打通足少陰腎經、足太陽膀胱經在腿內側與腿後的人體網路，進而改善腰腿的循環與肌力，再間接更新腎臟、膀胱功能。

　　用左腳或右腳開始，每邁出一大腳步時，都用腳跟蹬出，膝蓋不要彎，大小腿要伸直，腳尖往上內勾，左右手要插腰（大拇指剛好抵在腎臟），然後稍稍用點柔勁含住全身的氣，有點ㄍㄧㄥ，但不緊張，一左一右緩緩地大步前進，一般走十分鐘就會感覺全身熱起來。若能走上二十分鐘更

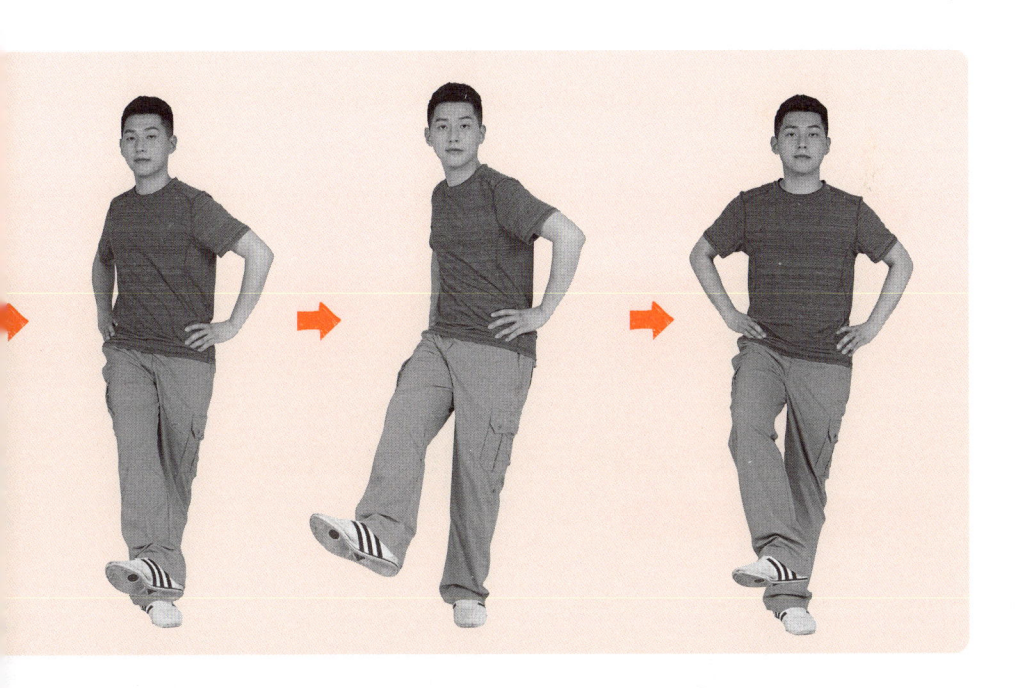

好,隨時隨地可運動,五分鐘也好,可選在傍晚三點到七點之間膀胱經、腎經循行時間走更佳。

這樣練習不僅能強壯腰腿、腎臟膀胱,還能調節體重,改善現代人頭重腳輕、壓力集中在上半身,尤其對於下半身肥胖的人,有改善的作用,不再腰腳無力,彎都彎不下去。特別的是方法簡單好玩,也很有用。

治腰良方:雙手抱胸彎腰與嬰兒式伸展運動

日本福島會津綜合醫院每年湧入一萬四千多人求治腰痛疾病,結果當地的醫生與復健專家發展出一套特別有效的治腰伸展運動,平均兩週至四週就可產生非常棒的效果,包括實質改善腰痛,起床與彎腰動作變得靈活等等,方法很簡單,就是要持續。

雙手抱胸彎腰
1. 採坐姿。
2. 雙手交叉抱在胸前。
3. 低頭慢慢彎腰五次,背後弓起(彎腰的幅度以能負荷為基準)當腰脊越來越靈活,所能彎腰的程度就越好。

接著做嬰兒式伸展運動
1. 趴著。

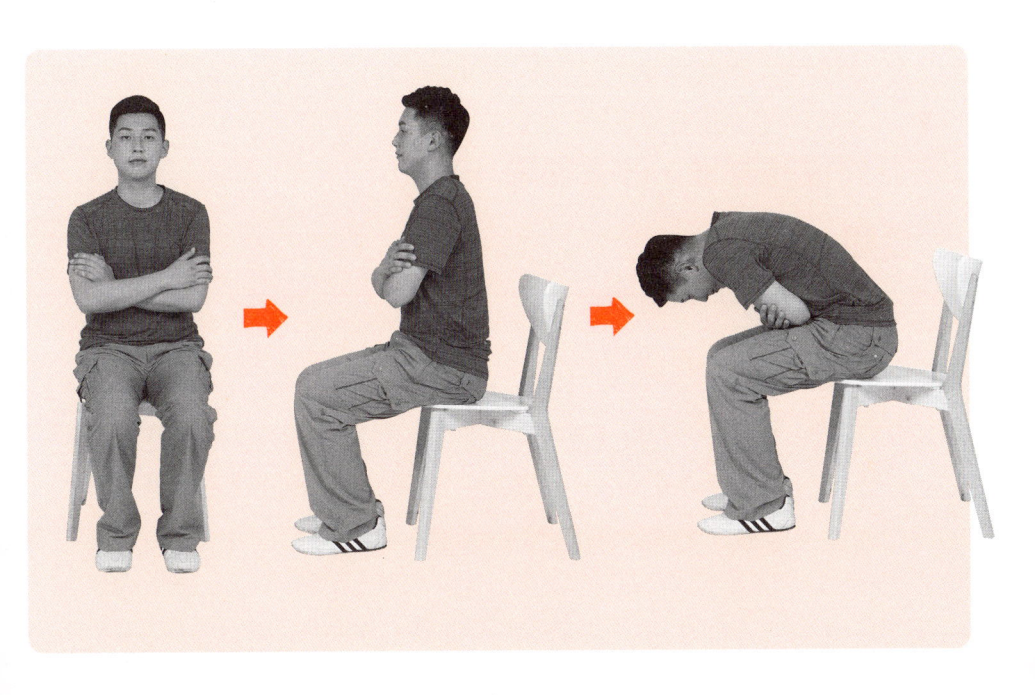

2.雙腿併攏伸直。

3.左右手臂支撐上半身,上臂與下臂呈現九十度(手肘處垂直)。

4.頭部微微後仰。

　　保持這樣一分鐘。每天早晚各一次,持續做四週以上。一般做到一週就會感到腰部跟以往不一樣,不會那麼僵硬了。第二週會感覺身體變靈活了,以往下床要老半天,如今好像輕鬆多了。以前無法彎腰拿東西或剪趾甲,練此運動後

第三週突然發覺能撿起地上的物品。

鬆開僵硬脊椎、改善循環

站姿

1. 雙腳分開平行與肩同寬。
2. 雙臂交叉相疊在胸前。
3. 全身放軟，輕鬆的左右搖動臀部。
4. 搖動時頭部、上半身不可搖動，只搖動臀部、胯骨、大腿、膝蓋一點點，雙腳的腳底不可離開地面。

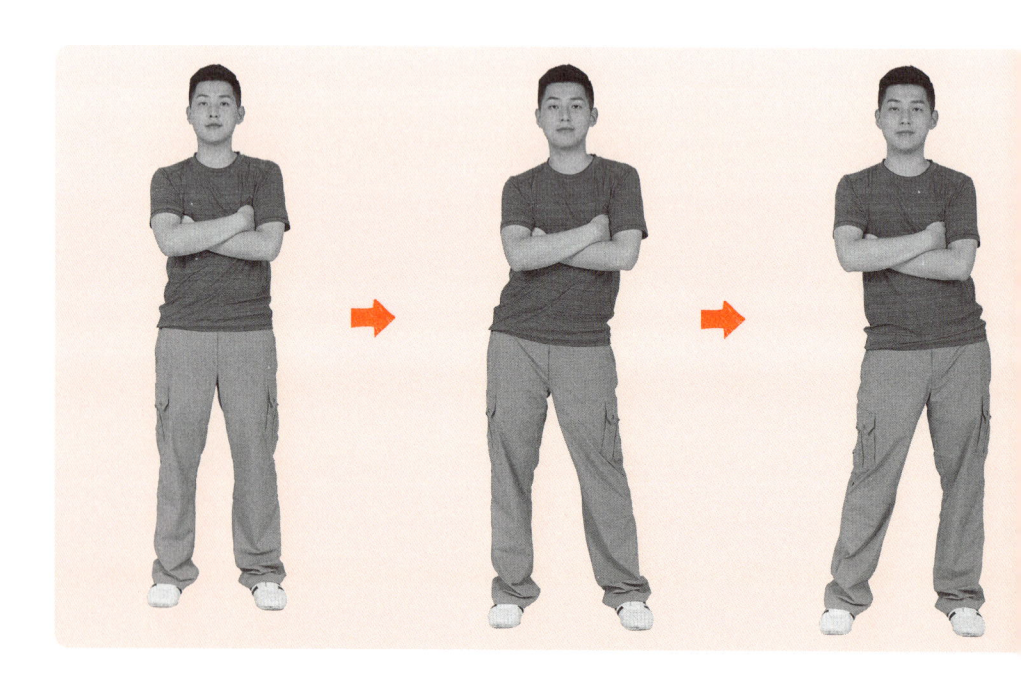

5. 每次持續搖動五分鐘以上，若能搖至打嗝或放屁出來，那表示已經得到要領，使得身體內的濁氣、怨氣、穢氣全部釋放出來，所謂一通百通、神清氣爽。

本式能快速促進末梢循環，使手腳立刻溫暖起來，同時暢通食道、胃、腸等消化道，食後可接著練習，能幫助消化，消除脹氣，幫助排便。促進心肺功能，增加氧氣的吸收，活化全身的循環，減少腹部、腰部、臀部、大腿等肥胖。鬆開腰椎、尾椎每一節，避免腰痠背痛與長骨刺。

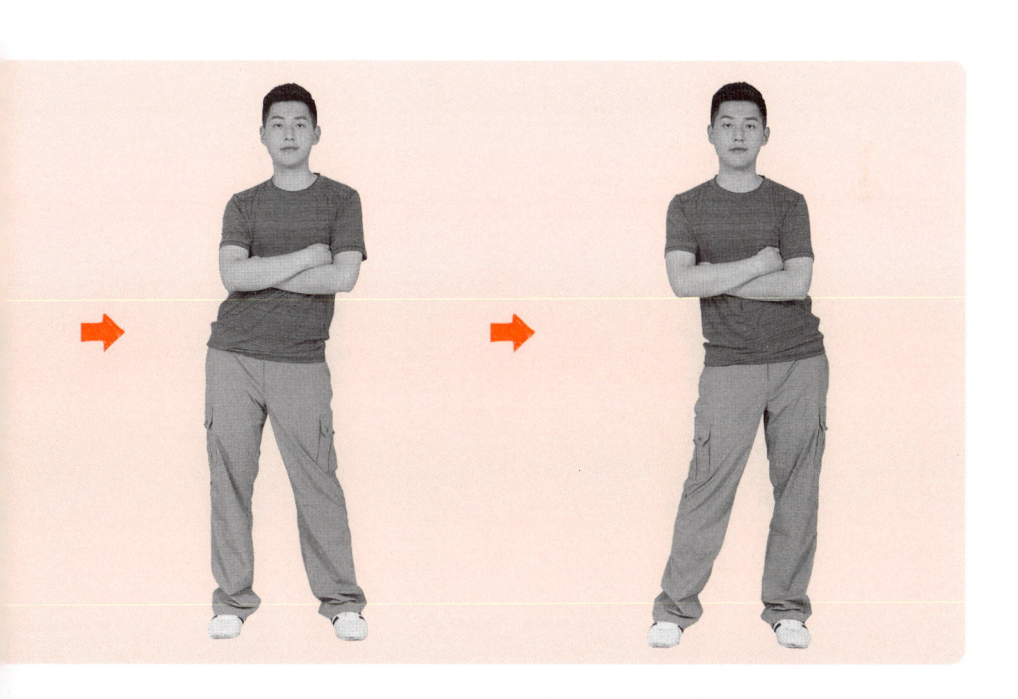

睡覺前後打開骨盤，腰腿疼痛不再來

在還沒有抬腳時，倘若拿紅外線檢測儀器測量，雙腿及腳趾頭的大部份區域，都是呈現綠色，表示這些地方血液循環較差，腳趾溫度較低。當經過此打開骨盤運動後，所測出雙腿及兩腳趾的顏色馬上變為紅色，表示腿部的末梢循環轉好，血氣一路通到了腳尖。

睡覺前的動作

1. 入睡躺下來時，雙腳打開與肩同寬。

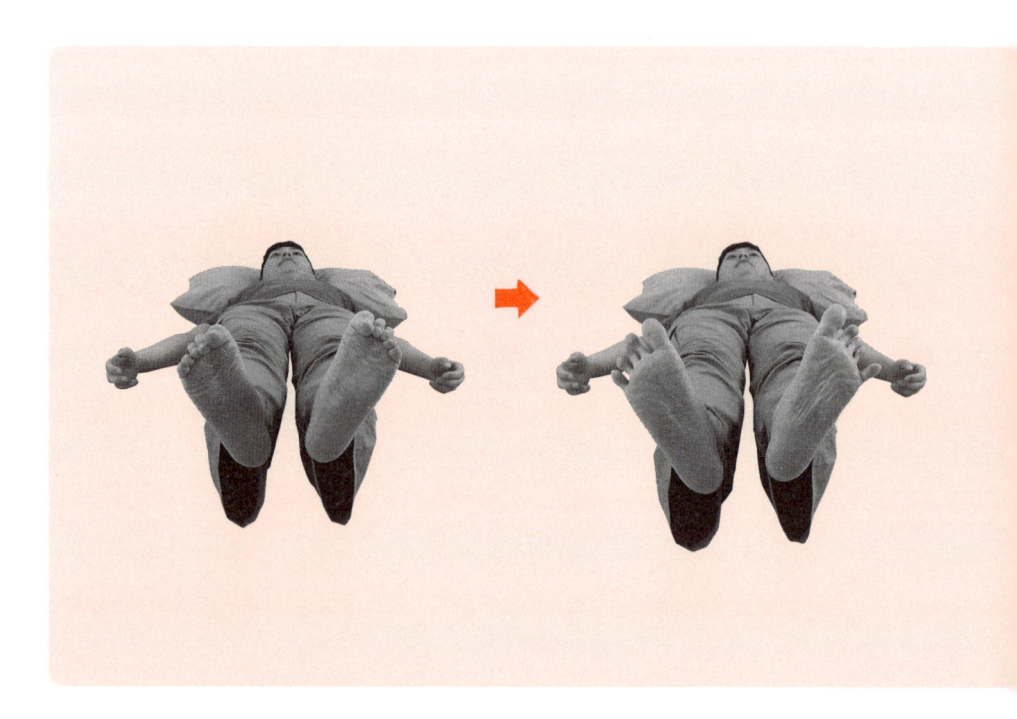

2. 快速張趾、收趾三十次。

3. 吸氣時抬高雙腳,離床大約三十公分。

4. 雙腳打開與肩同寬且盡量向外翻。

5. 數到十下時再放下雙腳。

6. 重覆幾次抬腳數十下,再放下。

　　練此功能順利把尾椎、薦椎的骨盤逐步地鬆開來,緩解腰腿痛,當整個脊椎一放鬆,就能好好睡覺。

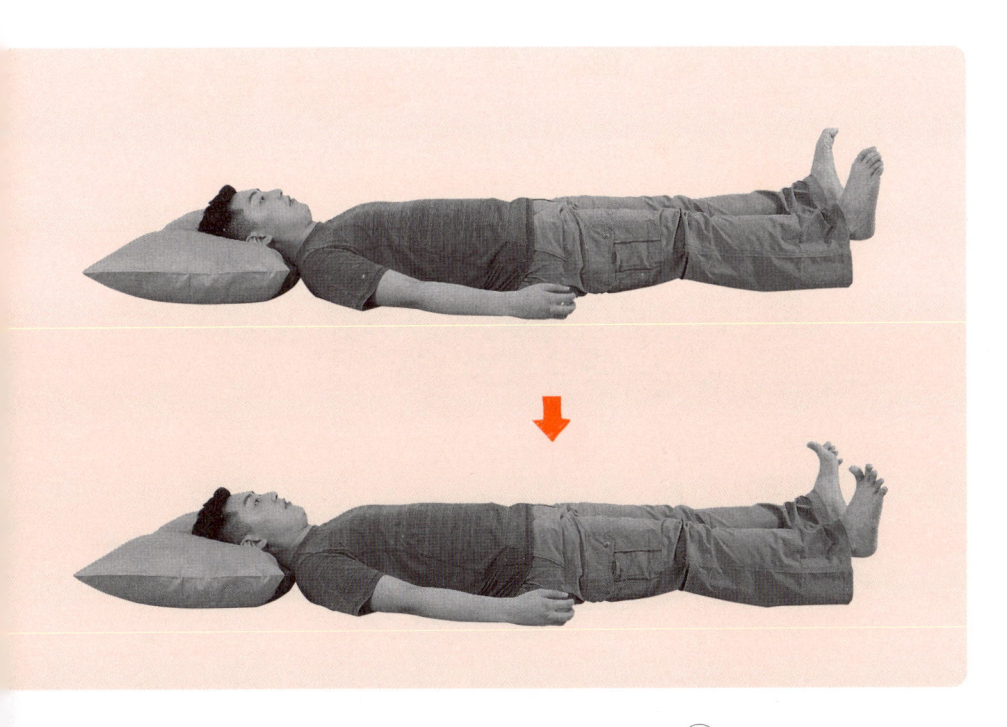

> 起床時的動作

1. 將左大趾緊緊叩在右大趾上（兩腳大趾尖緊緊靠在一起）。
2. 吸氣時抬高雙腳（兩腳大趾尖連在一起），離床大約三十公分。
3. 數到十下時，再突然放下雙腳。此時我們的尾椎，薦椎等

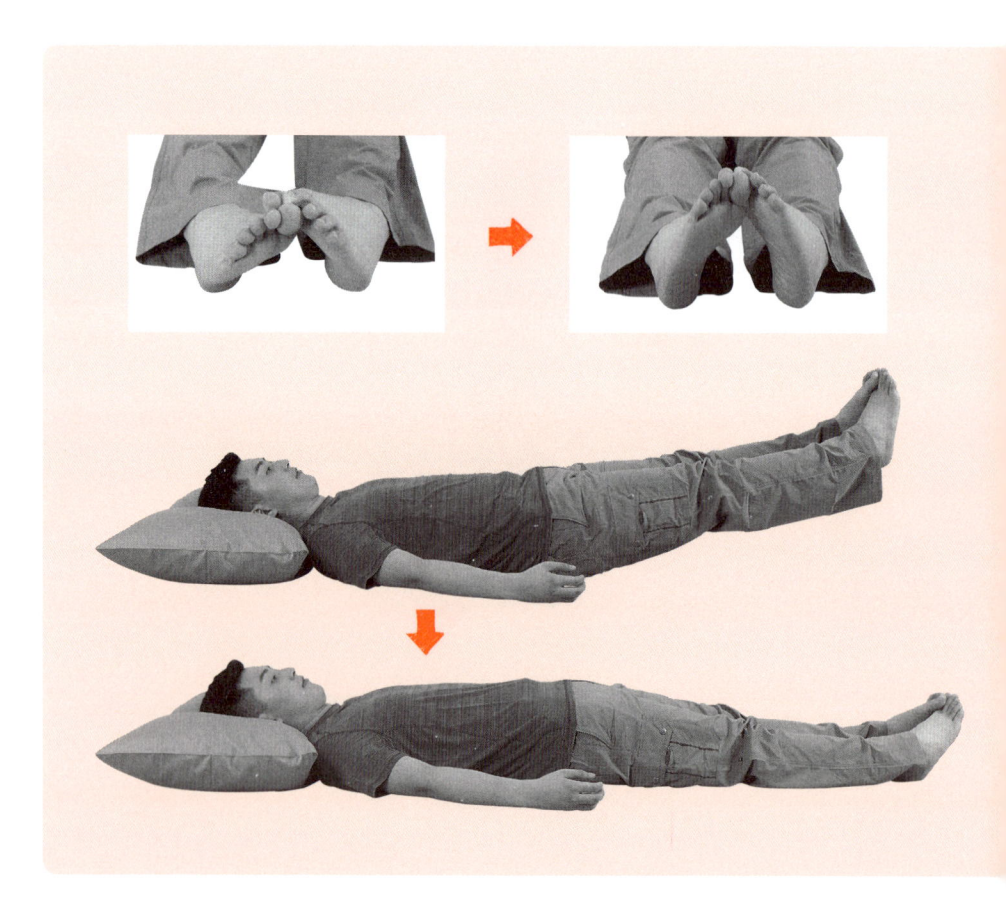

骨盤就會密合些緊一些，會使身體準備今天一整日的工作所需要的姿勢與體力。

4. 臉朝下趴著，雙手伸直在頭頂上方。
5. 雙手撐起上半身，將下半身往後躬起來如野貓一般，使整條的脊椎得到適度的伸展。
6. 然後跪坐一下。

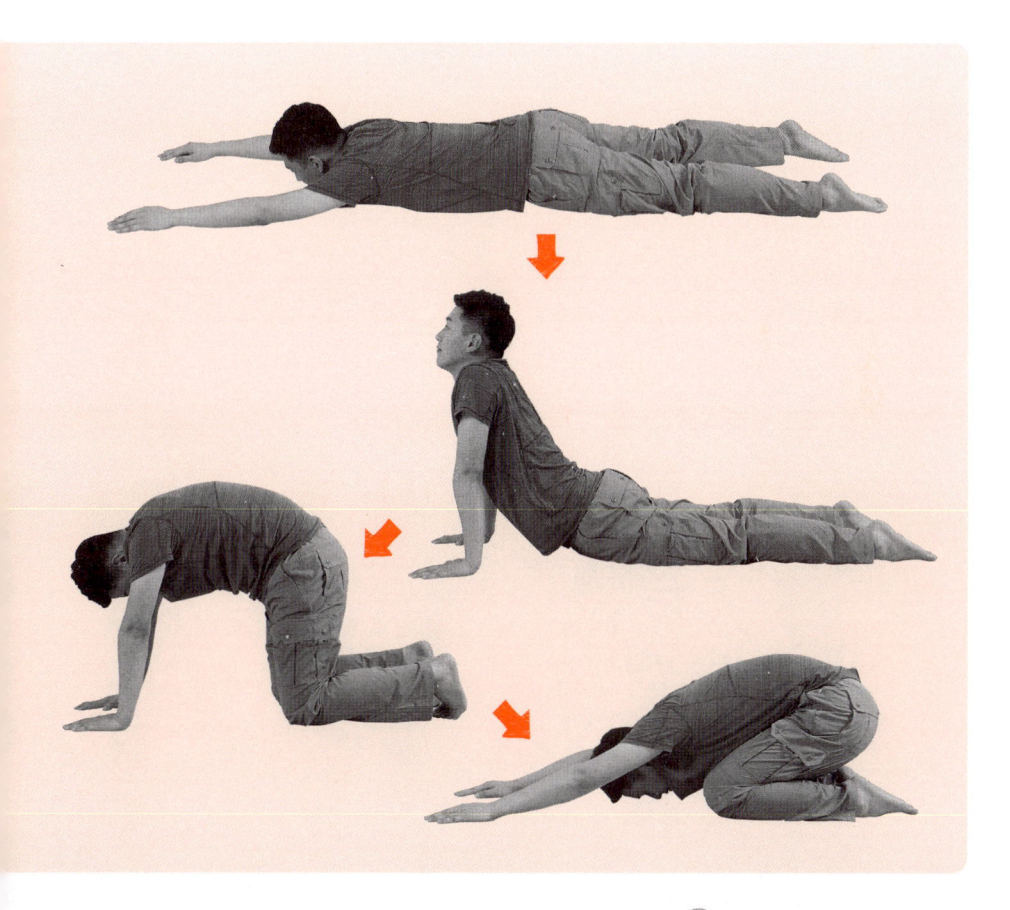

做完這些動作,可讓身體氣血活絡甦醒過來,才不致於一下床,身體太僵硬不適應氣溫而跌倒、受傷或突發心臟病。

上下反轉:腰椎自動矯正運動

許多推拿師由於每天必須彎著腰幫客人按摩矯正,往往數年之後自己也搞得一身的腰痛、脊椎彎掉。一個偶然機會,我從一位資深且非常聰明的師傅學到了這個腰椎自動矯正運動,發覺非常好用,一開始練習時雖然笨手笨腳地,姿

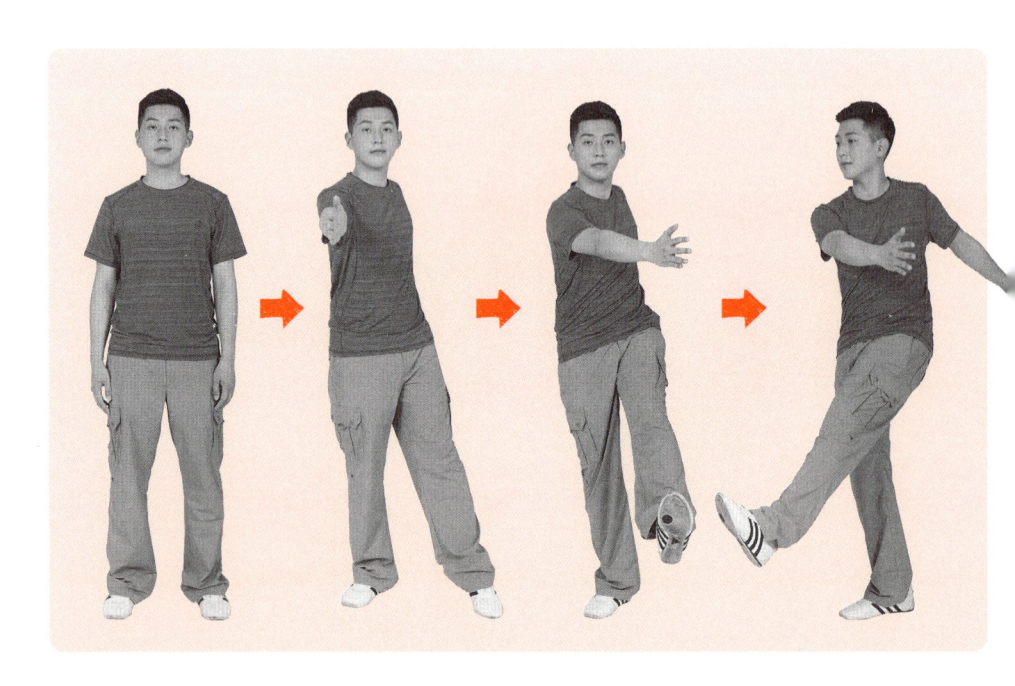

勢老是不正確,但練習久了,隨便兩下就「喀擦、喀擦」將錯位的腰椎推回原位,現在我只要坐了一、二小時我就起身做一下這個動作,整個腰身輕鬆的很。反正只要你覺得有點腰痠,背部有點緊,腿有點麻,就可以用它來自救,好用的不得了!

動作步驟

1. 自然站著,兩腳不要太開。
2. 兩手輕鬆垂下放在大腿側。
3. 稍微抬起左手、右腳,深深地吸一口氣。
4. 右腳抬起往左踢,同時將左手往右甩,右手自然往後擺。
5. 稍微抬起右手、左腳,深深地吸一口氣。
6. 左腳抬起往右踢,同時將右手往左甩,左手自然往後擺。

　　一開始練習上甩下踢幾下,先鬆一點身體,然後再猛力上甩下踢,此時下踢的角度要斜斜往上,等於上半身與下半身反向旋轉。當你用對巧勁時,就會聽到腰椎某節「喀擦」一聲,那就表示已自動將錯位的脊椎藉著上下扭轉的力量與角度回歸定位。

　　每次,你可以踢不同的角度,即將下踢的角度越來越

往上往斜上,那麼可調到的腰椎都是不同的。然後,再反向操作。

磨腰功:壯腰強腎

「腎為腰之府」,腎經又掌管腿部主要的循環(腎經第一個穴道湧泉穴即是下肢靜脈血液回流中心),因而要想減少腰痛腿麻,得先打通腎經,練好腎氣。

2007 年我曾去北京張三門交流養生氣功運動,在那兒我學到一個功法「磨腰功」,練習多次以後,覺得真的不錯,

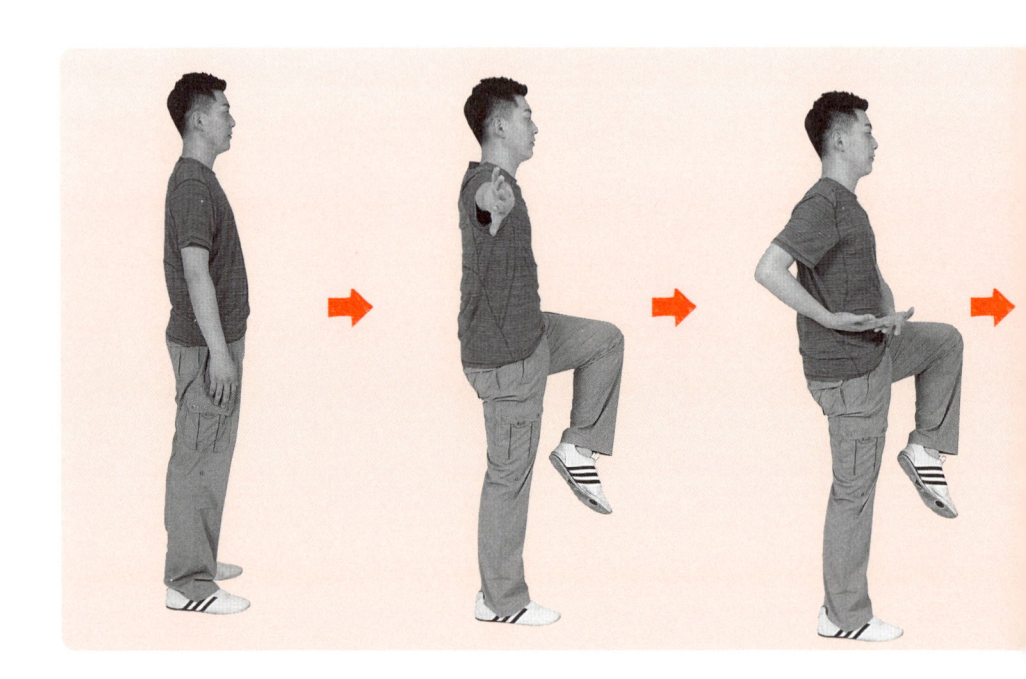

方法簡單有用,值得推廣給所有有腰部問題的人來做預防保健的最佳運動。

預備式

1. 兩腳打開比肩膀還寬一些。
2. 眼睛平視。
3. 舌抵上顎。
4. 以鼻子自然呼吸。
5. 氣沉丹田。

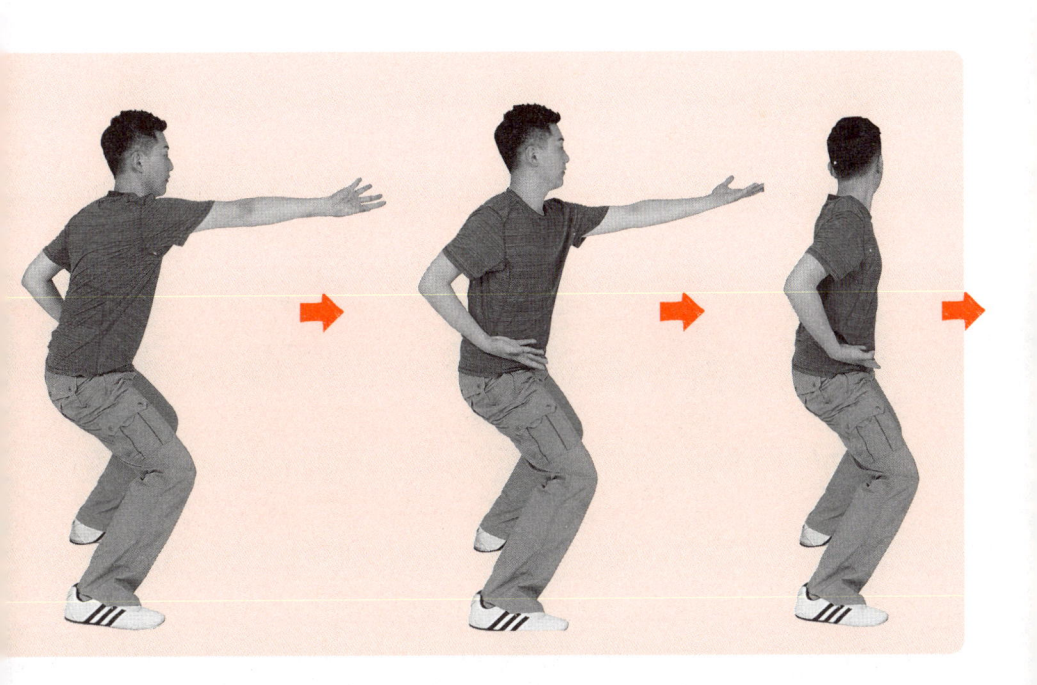

> 正式開始

1. 兩手張開左右平舉，再靠回左右腰際，同時身形上拔，左腳弓起，以右腳單腳站立。
2. 兩腳下蹲，右掌在右腰際向內旋轉一個小圈，再向外旋轉一大圈（轉的時候掌心向外，虎口朝下），變成右手臂伸向正前方，左掌仍靠在左腰際，仍維持下蹲的姿勢。
3. 右手縮回右腰際，左手臂伸向正前方，仍維持下蹲的姿勢。

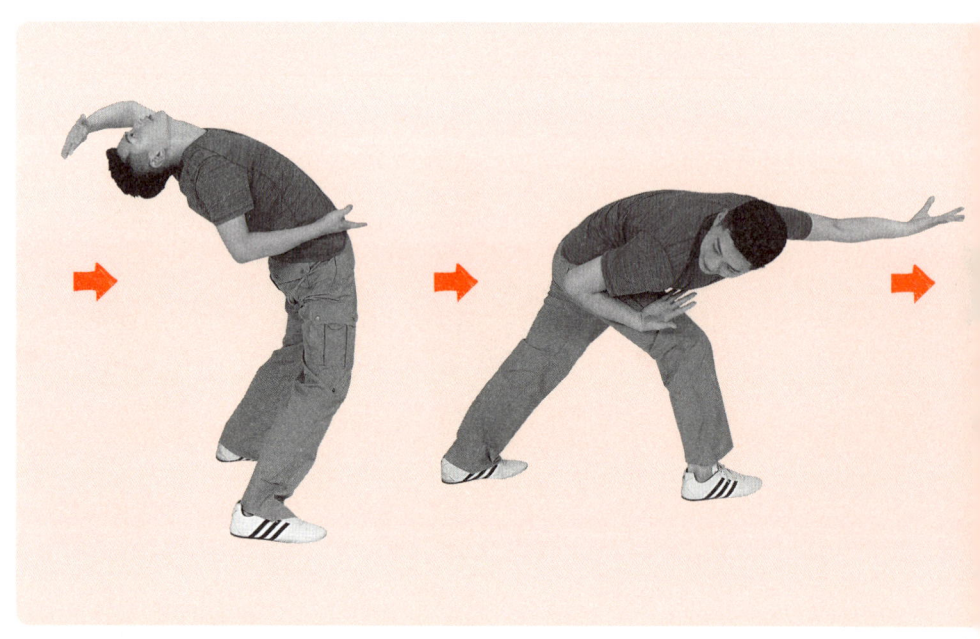

本功較為複雜，為強調需注意事項，照片順序不一定與下述文字一對一，請讀者注意並見諒。

4. 左手臂轉向身體左側（與肩平，頭、眼睛跟著左掌轉）。
5. 左手臂伸向頭頂上方（眼睛注視手背），身體往後仰，再盡量往後仰（低一些）。
6. 起身變成向右側的弓箭步，將左手臂往右側伸（掌心翻向上），頭轉向右回看，右手仍在右腰際。
7. 將整個上半身向左邊旋轉（仍彎著腰、膝微蹲），左手臂同時向左側繞一圈回到左腰際。

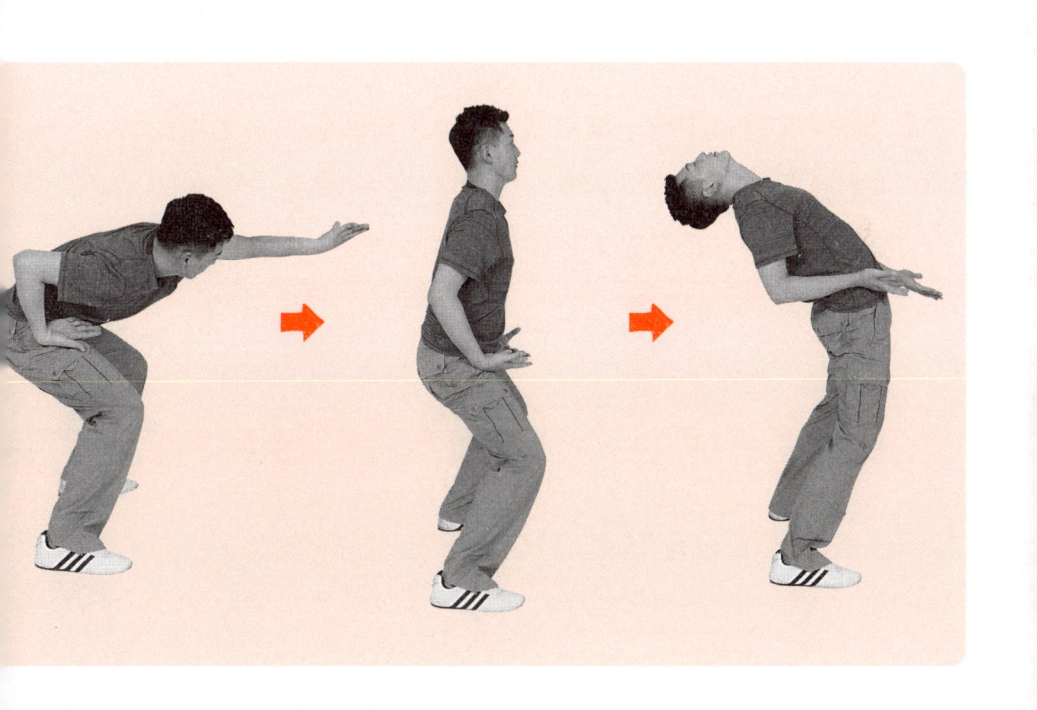

8. 身形上拔,頭部盡量往後仰,再回到左右手靠在左右腰際,微下蹲的姿勢。

9. 右手臂由腰際往上平舉(與肩平,眼睛注視右掌),再慢慢將右手臂轉向身體右側(與肩平,頭、眼睛跟著右掌轉)。

10. 身形上拔,右手臂伸向頭頂上方(眼睛注視手背),身體往後仰,再盡量往後仰(低一些)。

11. 起身變成向左側的弓箭步,將右手臂往左側伸(掌心翻向上),頭轉向左回看,左手仍在左腰際。

12. 將整個上半身向右邊旋轉(仍彎著腰、膝微蹲),右手臂同時向右側繞一圈回到右腰際,再回到左右手靠在左右腰際,微下蹲的姿勢。

13. 身形上拔,頭部盡量往後仰,再回到左右手靠在左右腰際,微下蹲的姿勢。

防治腰腿痛的家庭中藥方

多年來在演講或中醫養生教課的場合,聽眾提出如何使用腰腿痛中藥時,因為中國傳統醫學中防治腰腿痛的方劑有千千百百種,即使是專業的中醫人士有時也會搞亂,所以我常教國內外的朋友運用以下這幾個方子,主要是簡單、有效又少有副作用,比較不會讓大眾混淆不清而能得心應手。

藿香正氣散:防治腰重、腿無力

這幾年我常去大陸演講,出入各地時都會隨身攜帶小瓶藿香正氣水,因為是科學萃取中藥藥劑,當中還加了酒起帶路作用,效果感覺特別快,且一扭開就可使用,非常方便。每次出門在外,難免水土不服或勞累就會中獎受了風寒,後來警覺只要稍有點症狀如身體沉重、腿拖著走路、鼻塞、流鼻水、輕瀉時,馬上灌下它們,立即恢復體力與精神,可繼

續旅行或工作。有時感冒症狀重一些，一次服兩罐，或是每隔兩小時服一次，也很快緩解了，真是好用。

另外在盛暑夏日時，大家總是貪涼不斷地喝冷飲，結果導致許多的疾病產生，像腰部沉重、膝腳無力、輕瀉、鼻塞、過敏、肥胖等。因此當每次吃冰時，我就會喝一灌萃取的小瓶藿香正氣水，一下子整個消化道和腹部都暖和起來，就不會容易感冒或拉肚子，腰腳也有力多了。所以一吃冰或冷飲會腰痠腿重的人，不妨試試藿香正氣散。

本方出自宋朝《太平惠民和劑局方》，能解表化溼、理氣和中。原方主治外感風寒內傷飲食溼滯證。發熱惡寒、頭痛、胸膈滿悶，脘腹疼痛、噁心嘔吐、腸鳴腹瀉等症。

其實，只要有感覺全身很重，兩腿沒力，膝蓋活動不順暢，或身體有點發冷，或四時感冒風寒引起的寒熱頭痛，或腹痛難耐，或上吐下瀉，舌苔白膩時，就可使用本方，可使溼濁內化，風寒外散，清升濁降，氣機通暢，諸症皆除。另外，我發現許多老人家的膝腳無力跟「溼重」最有關係，而不見得是骨質疏鬆，只要每天一劑藿香正氣散，就可恢復到處走透透，不用一直吃維Ｘ力、鈣片。另一方面現今世界仍面臨各種病毒的威脅，例如各型的禽流感實在猖狂。家中常準備藿香正氣散，就可減少感染的機率。

每劑可煎二次，頭煎加水淹高過藥材約二指，先煎一次為頭煎，早飯後溫服。其次，頭煎的藥渣（加水蓋到藥材即可）再煎一次為二煎，晚飯後溫服。或請中藥房熬好裝瓶，待喝的時候溫熱之。也可購買科學萃取中藥的粉劑或錠劑來使用。

若使用大陸同仁堂的「藿香正氣水」更得心應手，因為是整個藥方萃取的，且其中成分有「酒」帶著藥力快速行開來，感覺效果非常快，並且可隨身攜帶，一有狀況出門在外非常方便。

大陸有數種不同容器的產品。原方名為藿香正氣散，因為做成萃取的 10cc 小瓶藥水，所以叫做藿香正氣水，因為此方太好用，已經成為大陸每個家庭普遍常用藥劑，因此大陸各大藥廠幾乎都有生產，包括知名的同仁堂。

原方

藿香、紫蘇、白芷、大腹皮、茯苓三兩、白朮（土炒）陳皮、半夏（麴）、厚朴（薑製）、桔梗二兩、甘草一兩，為末，每服五錢，加薑、棗煎。

現代煎劑成分及參考劑量

藿香十二克、紫蘇五克、白芷五克、大腹皮五、茯苓五克、白朮九克、半夏九克、陳皮九克、厚朴九克、桔梗九克、

甘草五克、生薑十克、大棗四枚。

濟生腎氣丸：強腎健骨、改善腰痛

「濟生腎氣丸」出於濟生方，原方使用於腎氣不足，腰痠腳軟，肢體畏寒，少腹拘急，小便不利或頻數，舌質淡胖，苔薄白，脈沉細無力；及痰飲喘咳，水腫腳氣，消渴，久泄。《黃帝內經》曰：「腎為作強之官」，即表示腎與免疫系統很有關係，因此現代醫學研究認為本方能提高免疫功能，增強內分泌功能，調整水液代謝之作用。

本方配伍方法，屬於「陰中求陽」之類，正如張景岳所說：「善補陽者，必于陰中求陽，陽得陰助而生化無窮。」因而方中使用乾地黃滋補腎陰，以山茱萸、山藥滋補肝脾，輔助滋補腎中之陰、并以少量桂枝、附子溫補腎中之陽，意在微微生長少火以生腎氣。

《醫宗金鑒》有謂：「此腎氣丸納桂附於滋陰劑中十倍之一，意不在補火，而在微微生火，即在腎氣也。」其中目的在于「益火之源，以消陰翳。」以澤瀉、茯苓利水滲溼；丹皮清瀉肝火，與溫補腎陽藥相配，意在補中寓瀉，補而不膩。

平日保健則可強腎健骨、改善腰痛，其組成及參考劑

量為熟地八兩、淮山藥四兩、山茱萸四兩、澤瀉三兩、茯苓三兩、丹皮三兩、桂枝一兩、炮附子一兩，研成粉末，加入蜂蜜作成如梧桐子大的藥丸（目前各大藥廠都有販售，可到中西藥房詢問購買）。

原方

乾地黃八兩、薯蕷四兩、山茱萸四兩、澤瀉三兩、茯苓三兩、牡丹皮三兩、桂枝一兩、附子炮一兩、右八味末之，煉蜜和丸梧桐子大，酒下十五丸，加至二十丸，日再服。

服用方法

每次服二十～三十丸，早晚空腹以酒服下（酒能助諸藥迅速到各系統作用）。

注意：感冒、腹瀉時不宜服用。

變化應用

倘若腰腿痛毛病較久或較為嚴重者，以本方再加入幾位單味藥，效果更棒：

1. 車前子一兩、懷牛膝一兩，此兩者加入後可使諸藥往下走，往下半身去作用。（牛膝有兩種，懷牛膝偏於補肝腎強筋骨，川牛膝偏於活血祛瘀）。
2. 菟絲子一兩（酒炒）、淫羊藿一兩（酒炒）、女貞子一兩（酒炒），可加強腎元再生能力。

3. 杜仲（酒炒）一兩，可補腎壯腰，改善血壓的不正常。
4. 冬蟲夏草三～五錢，可改善腎臟鮑氏囊作用。惟冬蟲夏草非常昂貴，可比黃金，且常有以假亂真，故請找有信用商家比較保險，斟酌加入使用。

也可購買科學萃取中藥的丸劑、粉劑或錠劑來使用。

加味逍遙散：改善經期或更年期的腰部痠痛

步入中年後，人體骨質流失每年約減少 0.3％ 至 0.5％，而停經後的婦女流失速度更快，可高達 2％ 至 3％，中醫常建議吃使用率數一數二的藥方「加味逍遙散」來改善。它可以緩解腰痛，改善月事的不順所引起的各種症狀，或更年期的莫名其妙的發熱潮紅、失眠、煩躁等問題。

以前我在台北天母各個團體講課時，學員以外國領事館或外商主管的眷屬居多，她們年齡剛好都在更年期，最常來跟我求助的問題就是腰痠背痛與更年期的莫名發熱難睡。她們早已嘗試過現代醫學的荷爾蒙或其他西藥療法，感覺其副作用很大，造成身體非常大困擾，因此想試試中醫。

我常建議使用「加味逍遙散」，加上教她們按摩、敲打穴道、氣功，她們覺得效果不錯且沒副作用，對中國傳統醫學大為讚嘆。

加味逍遙散本方亦出自宋朝《太平惠民和劑局方》，能疏肝解鬱，清熱養血。主治肝鬱血虛、化火生熱。煩躁易怒，或自汗盜汗、頭痛目澀、或頰赤口乾，或月經不調。

倘若婦女經期過長或過於頻繁，經血中帶出去許多鈣質，骨鬆與腰痠厲害。建議再加上「溫經湯」來改善。換句話說，將加味逍遙散與溫經湯合方，兩個藥方一起煎煮，效果加強。溫經湯其組成及參考用量為當歸二錢、地黃二錢、芍藥二錢、川芎二錢、黃連七分、黃芩一錢半、黃柏七分、梔子一錢。

有一點大家要特別注意，感冒或腹瀉時不可用加味逍遙散，不但不對症還會有反效果。

另外，加味逍遙散雖是婦女朋友的良藥，其實男性也可以用，逍遙逍遙顧名思義，只要有壓力過大引起的問題，例如煩躁、失眠、喋喋不休、脾氣大、筋緊等，都可使用本方。

現代煎劑成分及參考劑量

當歸二錢、酒白芍二錢、柴胡二錢、炒白朮二錢、茯苓二錢、生薑一錢、炙甘草二錢、薄荷半錢、牡丹皮二錢、梔子一錢半。每天煎一帖，早晚空腹服一碗，連服三～十天。

也可購買科學萃取中藥粉劑或錠劑來使用。

當歸芍藥散：調適血弱怕冷的懷孕腰痠

當歸芍藥散出自漢朝醫聖張仲景的《傷寒論》，能養血調肝，健脾利溼。主治妊娠腹中疼痛及婦人少腹諸痛。腹中拘急綿綿作痛，按之痛減、頭眩、小便不利。現常用於貧血、體力差、怕冷、下腹疼痛、頭重、暈眩、懷胎不穩、腰痠、身體溼重等毛病。

本方也最適合懷孕時有腰痠來使用，不用擔心其中藥物會影響胎兒健康。

原方

當歸三兩、芍藥一斤、川芎半斤、茯苓四兩、澤瀉半斤、白朮四兩，以上六味，杵為散。每服一錢六，溫酒送下，一日三次。

現代煎劑成分及參考劑量

當歸一錢半、川芎一錢半、芍藥二錢、茯苓二錢、白朮二錢、澤瀉二錢。每天煎一帖，早晚空腹服一碗。連服十四～三十天，體弱血虛者需久服才足夠調養好身子。

也可購買科學萃取中藥的粉劑或錠劑來使用。

柴胡桂枝湯：和解不明原因的側腰痠痛

柴胡桂枝湯出自漢朝醫聖張仲景的《傷寒論》，能表

裡兩解、寒熱兼除。主治少陽病兼表證。外感風寒、發熱自汗、微惡寒或寒熱往來，鼻鳴乾嘔、頭痛項強，胸脅滿痛、四肢煩疼。也治心腹卒痛。

它是小柴胡湯與桂枝湯變化出來的合方，具有「和解」的功效，對於現代人一些不明原因的慢性疾病，往往能發揮特殊的作用。例如現在的婦女上了班，一有工作壓力，加上體力較差、晚睡、滑手機，就會累及肝脾腎，最常發生的就是側腰痠，或左右脅下抽痛，或偏頭痛，或莫名其妙出現低燒，或一直得到小感冒等現象。這時候就可使用柴胡桂枝湯來調身體，使這些小病小痛消彌於無形不至於變成大毛病。

簡單來說，若有慢性的、一直搞不清楚且好不了的毛病，都可使用柴胡桂枝湯來獲得改善，因為此方是和解方，可較長時間服用而無副作用，也常能得到意想不到的效果。

原方

柴胡四兩、桂枝去皮，一兩半、人參一兩半、甘草（炙），一兩、半夏（洗）二合半、黃芩一兩半、芍藥一兩半、大棗（擘）六枚、生薑（切）一兩半。上九味，以水七升，煮取三升，去滓，溫服一升。

現代煎劑成分及參考劑量

柴胡四錢、黃芩一錢半、人參一錢半、半夏一錢半、桂

枝一錢半、芍藥一錢半、炙甘草一錢、大棗六個、生薑一錢半。早晚空腹服下。

也可購買科學萃取中藥的粉劑或錠劑來使用。

葛根湯：專治感冒引起的頸背痛

葛根湯，出自漢朝醫聖張仲景的《傷寒論》，能發汗解表，生津疏經，主治頭痛身疼、發熱無汗、惡風、項背強几几（這個奇怪的古字讀作「舒」，意指脖子硬硬的、脊椎好像僵直不順），或下痢、口噤不得語。

現代廣泛用於麻痺、痙攣、腰痠背痛、肩頸痛、感冒、眼疾（麥粒腫、角膜炎、虹彩炎等）、流鼻水、鼻蓄膿症、耳疾（中耳炎、重聽）、扁桃腺炎、咽喉痛、皮膚病（異位性皮膚炎、溼疹、疔、癬）、發燒、怕冷等。

葛根湯的好用是在於，如果讀者一受到風寒感冒覺得全身很緊，或脖子硬硬的，或脊椎好像僵直不順，或腰背痠痛，都可使用這個方子，因為葛根湯能迅速紓解肌肉僵硬、打通督脈（後中央線的脊椎沿線），而它又能治療五官咽喉、皮膚、發燒與怕冷毛病，且少有副作用，不會像一般的西藥感冒藥會引起嗜睡、噁心、頭痛等一堆問題，所以它是感冒引起腰背問題的最佳選擇。

`原方`

葛根四兩、麻黃三兩、生薑三兩、桂枝二兩、芍藥二兩、甘草炙二兩、大棗十二枚。

`現代煎劑成分及參考劑量`

葛根八錢、麻黃三錢、生薑三錢、桂枝二錢、芍藥二錢、炙甘草二錢、大棗三個。

獨活寄生湯：緩解腰膝冷痛、麻痺久症

只要舌體顏色較淡，舌苔較白，脈搏細弱，畏寒喜暖，腿足屈伸不利，麻痺情形已經很久，或腰部膝蓋常常覺冷痛，就可使用本方。例如常常直接睡在地上或將床墊鋪在地上睡的人，容易受到寒氣溼氣的侵入，變成腰冷不舒服。

本方源自唐朝大醫孫思邈的《備急千金要方》，能益肝腎、補氣血、祛風溼、止痹痛。常用於痹證日久、肝腎兩虧，氣血不足，腰膝痠痛、關節屈伸不利或麻木不仁等症。

`原方`

獨活、桑寄生（如無真者以續斷代之）、秦艽、防風、細辛、當歸（酒洗）、芍藥（酒炒）、川芎（酒洗）、熟地黃、杜仲（薑汁炒斷絲）、牛膝、人參、茯苓、甘草、桂心等分。每服四錢。

> 現代煎劑成分及參考劑量

獨活九克、寄生六克、杜仲六克、牛膝六克、細辛六克、秦艽六克、茯苓六克、肉桂六克、防風六克、川芎六克、人參六克、甘草六克、當歸六克、白芍六克、熟地黃六克。

也可購買科學萃取中藥的粉劑或錠劑來使用。

當歸四逆湯：強心血、通經絡、暖腰腿

當歸四逆湯，出自漢朝醫聖張仲景的《傷寒論》，能養血散寒，溫經通脈。主治陽氣欠振而又血虛、兼外感寒邪證。手足厥冷、或局部青紫、舌淡苔白、脈沉細。或寒邪侵入經絡，致腰腿、股足疼痛麻木者。

現代人吃冰喝冷飲太方便了，問題是多數的女性朋友一吃了冰，腳就差了，甚至還會覺得發冷，久而久之，連月經、懷孕都不順，貪吃後趕緊用此方來調一調，就沒事了。

本方還有強心作用，現代上班族耗腦多，心特別累，老覺得疲倦無力，也可用此方來顧身體。

> 原方

當歸三兩、桂枝去皮三兩、白芍三兩、細辛三兩、甘草炙二兩、通草二兩、大棗（擘）二十五枚，共七味，以水八升，煮取三升，去滓，溫服一升，日三服。

現代煎劑成分及參考劑量

當歸三兩、桂枝去皮三兩、白芍三兩、細辛三兩、甘草炙三兩、通草三兩、大棗擘二十五枚。

吳醫師藥方小叮嚀

以上諸方,倘若讀者選用科學萃取中藥粉劑的話,重點是,所使用的劑量一定需要足夠,除了較敏感的人,每次參考用量可用到六到十公克,每日四次,溫開水服下,飯前飯後均可,很快就有明顯改善。

養腰活腿雙食譜

薏仁絲瓜豬腳湯：鬆筋美容防骨鬆

　　適合身體溼重，筋很緊，常感覺腰部沉重，腿部略有水氣，或有水腫傾向，好像膚色比較呈現白白胖胖泡泡的，雖不是一按皮膚就會陷下去，但按了之後會感覺凹陷恢復較緩慢的人。

　　本方雖有薏仁中藥，但較偏向食療，因為薏仁、絲瓜都有天然利尿作用。

　　明朝李時珍在《本草綱目》中記載：薏米能健脾益胃，補肺清熱，祛風勝溼。薏仁，又稱薏苡仁、苡米、米仁、土玉米等。味甘淡、性微寒，有利水消腫、健脾去溼、舒筋除痺、清熱排膿等功效，常用於治療水腫、腳氣、小便不利、溼痺拘攣、脾虛泄瀉，為常用的利水滲溼藥。

　　薏仁也是一種美容食品，可以保持人體皮膚光澤細膩，

有消除色素斑點的功效，若是經常食用對痤瘡、粉刺、雀斑、老年斑、妊娠斑、脫屑、皸裂、皮膚粗糙等都有幫助。

近年來，大量的科學研究和臨床實踐證明，薏米有利尿、消水腫的作用，能促進體內血液和水分的新陳代謝，對降低膽固醇與血脂肪，預防高血壓、中風及心血管疾病都有良好療效，不僅如此它還是一種抗癌藥物，初步鑒定，它對癌症的抑制率可達35％以上。難怪桂林地區有首民謠這樣唱道：「薏米勝過靈芝草，藥用營養價值高，常吃可以延年壽，返老還童立功勞。」

絲瓜又稱菜瓜，是葫蘆科植物，原產於印度。果實，味甘，性涼，入肝、胃經；絲瓜絡，味甘，性涼，活血通絡、清熱解毒。絲瓜水是絲瓜藤莖的汁液，富含維生素B、C、皂苷、黏液、木聚糖、蛋白質、脂肪，具有除皺美容、保持皮膚彈性的特殊功能，對幫助防止皮膚老化，消除斑塊，使皮膚潔白、細嫩，是不可多得的美容佳品。其維他命B亦有利於小兒大腦發育及中老年人大腦健康。

中醫認為豬蹄性平，味甘鹹，小寒，無毒，入胃經，具有補虛健腰膝等功能。是一種類似熊掌的美味菜肴及治病良藥。《隨息居飲食譜》：「填腎精而健腰腳，滋胃液以滑皮膚，長肌肉可愈漏瘍，助血脈能充乳汁，較肉尤補。」

食材 薏仁一碗、絲瓜一碗、豬前蹄一副。

做法 薏仁較難煮熟，在煮之前需以溫水浸泡二～三小時，讓它充份吸收水份，在吸收了水份後再與其他東西一起煮就很容易熟了。

用豬蹄一雙，刮去黑皮毛，水四、五碗。煮熟去油淬。取清湯加入薏仁以小火慢燉，最後再加入絲瓜片，再煎煮數沸等絲瓜片變軟，即可。每星期食用二、三回。

醫學百科：豬蹄的現代營養價值

豬蹄中的膠原蛋白質，在烹調過程中，可轉化成明膠、它能結合許多水，從而有效改善機體生理功能和皮膚組織細胞的儲水功能，防止皮膚過早褶皺，延緩皮膚衰老。

豬蹄對於經常四肢疲乏，腿部抽筋、麻木，消化道出血，失血性休克及缺血性腦病患者有一定輔助療效，它還有助於青少年生長發育和減緩中老年婦女骨質疏鬆的速度。

豬蹄含豐富的膠原蛋白，可促進毛皮生長，預治進行性肌營養不良癥，使冠心病和腦血管病得到改善，對消化道出血、失水性休克有一定的療效。

清蓮藕湯：活血化瘀、修復組織

根據《本草綱目》的記載，「夫藕生於卑汙，而潔白自若生於嫩而發為莖、葉、花、實，又復生芽，以續生生之脈。四時可食，令人心歡，可謂靈根矣。」蓮藕，性涼，味甘。熟品性溫。即蓮藕生用能清熱生津，涼血止血，如用在流鼻血、吐血、拉血、血崩等；煮熟用則可補益脾胃，益血生肌，如血脈的清理與修復。換句話說，蓮藕對我們的血液系統以及跟血有關的毛病都有非常好的作用。

本方適合細細小小的腰痠背痛，好像一直好不了的小問題，但一直解決不到那個地方的毛病，因為蓮藕它有清血管、修復組織的功能，而且從頭到腳只要有塞住的地方它都能通，所以有人稱它為「血管的清道夫」。重點是要每天吃兩碗，早晚各一碗，要吃到一陣子，最好要兩個月以上，才能清到搞不好的頑固毛病，包括中風、手術、運動傷害等出現的後遺症，都可用它來逐漸改善。

我有一位好朋友，她的媽媽有天突然中風，還好沒有傷及重要部位，但後續行動變得較為遲緩不便，雖經過治療，但沒有明顯改變，後來碰到我，我建議她給她母親每天吃清蓮藕湯，過了幾個星期，她說活動力變得越來越好了。

我的太太血壓不太穩定，忽高忽低，人較發福，又喜

歡美食，只要一吃多了，就會腰痠背痛加血壓高，搞得身體不舒服，這時候她就會趕緊到市場買阿婆自己種的蓮藕，因為自己種的蓮藕比較乾淨，給你的時候還沾滿了泥土，不會像有的蓮藕太乾淨太漂亮好似有泡什麼化學藥劑，讓人不安心購買與食用。買回來後，把它洗淨、切小塊，什麼都不加，加水煮湯，就這樣大口大口的吃上幾天，身體就舒服了。

　　民間的習慣常是用蓮藕來燉小排骨，這雖然是比較好吃，又可大快朵頤啃骨頭，但不免會抵消蓮藕活血化瘀的好功效，因為以中醫學的角度來說，歷代名中醫均提到吃太多豬肉壞處很多，例如南朝著名醫學家陶弘景曰：「豬為用最多，惟肉不可食。」唐朝名醫孫思邈曰：「久食令人少子，發宿病，筋骨碎痛之氣。」唐代醫藥學家孟詵曰：「豬肉久食殺藥，動風發疾」。明代醫家韓懋曰：「凡肉皆補，惟豬肉無補。」明末清初醫學家汪昂，別錄云：「豬肉閉血脈，弱筋骨，虛人肌，不可久食。」換句話說，豬肉會閉避住人的血脈，使筋骨肌肉變差，造成不孕，引發老毛病。因此，各位讀者不如單用蓮藕煮清湯，來得有用，不會麻煩上身。另外，小吃店常會販賣醋蓮藕冷盤，醋也有化瘀功效，但有些人吃不慣，吃了反而會不舒服，最保險還是吃清蓮藕湯。

補鈣，構建養腰活腿的基礎

美國國家衛生院曾經做了一研究，對三萬多名更年期婦女做了七年的追蹤調查，結果發現長期規律喝牛奶這組人，比每天吃綠色蔬菜而不喝牛奶的對照組，不但得不到鈣質，反而骨質疏鬆的厲害。而吃鈣、吃維他命 D 也無益預防骨折。

換句話說，多吃綠色蔬菜比喝牛奶、補充維他命 D 更能獲得鈣質，每天吃足夠量的青菜才是健康關鍵。

根據科學家的研究從年輕開始，如果不積極運動，每十年可能喪失 5％的肌肉組織。同時，骨骼中有「鋼筋」之稱的鈣也會逐漸流失，尤其是婦女朋友在更年期之後鈣的流失更快，此時人的骨關節，特別是髖關節和膝關節會出問題，比如容易摔倒骨折。中國衛生部老年醫學研究所前所長高芳堃教授解釋說，老人骨折容易導致股骨頭壞死，長期臥

床，繼而引起褥瘡、尿路結石等併發症，甚至誘發腦血栓。65 歲以上老人骨折之後，在第一年內女性的死亡風險增加了 2.47 倍，男性的死亡風險更增加了 3.22 倍！而 65 歲以上老年人髖部骨折後一年內死亡率高達 14%～36%，甚至比罹癌死亡率還高，嚴重程度絕對不容小覷，堪稱為「老人殺手」。

另一方面，要想確實避免骨質疏鬆，除了鈣的攝取，還要多吃黏黏滑滑富含膠質的食物來潤滑營養關節，幫助鬆筋通絡，如仙草、愛玉、菜燕、龜苓膏、杏仁凍、蜂蜜、髮菜、黑木耳、白木耳、海帶、海藻、蓮藕、紫菜、果凍、洋菜、蒟蒻、果醬、秋葵、海參、海蜇皮等。

其實每一樣食物或多或少都有鈣，只要平日能攝取多樣化的食物，也就是說一天當中吃的種類越多，且在清晨或傍晚陽光中散步半小時，就可獲得足夠的鈣質。

介於 100 毫克與 200 毫克含鈣量的食物

青花菜、芥蘭菜、菠菜、秋葵、米及米製品、香菜、綠茶、米漿、豆類、豆漿、豆干、臭豆腐、油豆腐、長年芥菜、大白菜、香菇、油菜、地瓜葉、蘿蔔干、花生、橄欖、蓮子、

杏仁、鮑魚、蠔子、鮭魚、四破魚、馬頭魚、羊乳、乳酪、蛋黃、鮮奶。

介於 200 毫克與 300 毫克含鈣量的食物

莧菜、木耳、無花果、榨菜、豆腐乳、高麗菜、南瓜子、黃豆、四季豆、皇帝豆、扁豆、豆皮、黑豆、豆豉、枸杞子、螃蟹、蛤蜊、蚵仔。

介於 300 毫克與 400 毫克含鈣量的食物

海藻、金針菜、九層塔、白芝麻、吻仔魚、黑糖、鹽。

超過 400 毫克含鈣量的食物

髮菜、紫菜、黑芝麻、大豆奶油、鹹菜乾、蝦米、小魚乾。

3

緩解腰痛的穴位說明

　　以現代醫學來看腰背痛問題，有 97% 是源自於結構問題，也就是由動作或姿勢引發的疼痛。我們若是學習《黃帝內經》書中所教的方法，也就是直接用症狀處理，馬上感覺有用。

會牽引別處的腰痛

牽引胸部的腰痛

腰痛,痛的時候會牽引胸部,眼睛視物昏花,嚴重時腰背向後反折,不能前屈,舌頭卷縮,不能言語。《黃帝內經》說,宜在昌陽之脈,也就是足少陰腎經針灸或按摩、敲打數分鐘,如**復溜穴**(請見第 95 頁)。

牽引肩部的腰痛

腰痛,痛到牽引至肩部,視物不清,有時會有遺尿現象。《黃帝內經》指出,宜在解脈(腿部後中央線旁邊較小的經絡)針灸或按摩、敲打數分鐘,如**委陽穴**(請見第 34 頁)。

委陽

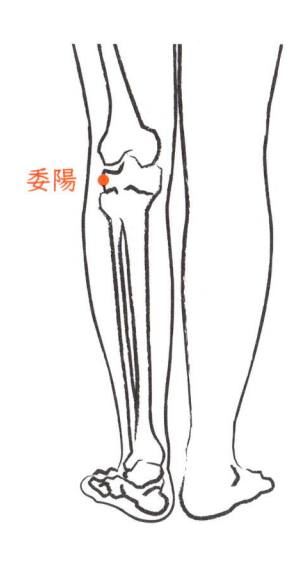

牽引脊椎的腰痛

腰痛，痛到感覺好像牽引到脊椎骨內側。《黃帝內經》指出，宜在足少陰腎經針灸或按摩、敲打數分鐘，如**復溜穴**。

揹負重物的腰痛

背部好像揹負重物，腰痛痛到會牽引脖子、背脊與臀部都在痛。《黃帝內經》指出，宜在足太陽膀胱經針灸或按摩、敲打數分鐘，如**委中穴**（請見第 96 頁）。

頭昏眼花的腰痛

腰痛，痛到會牽連至脊椎兩側作痛，上至頭頸，肢體牽引有緊張感（拘急）不舒暢，頭眼昏花，感覺快要跌倒了。《黃帝內經》指出，宜在足太陽膀胱經針灸或按摩、敲打數分鐘，如**委中穴**（請見第 96 頁）。

弓弩緊繃的腰痛

腰痛時，腰似弓弩上弦般緊繃，人變得沉默寡言，精神不爽。《黃帝內經》指出，宜在足厥陰肝經對應部位針灸或按摩、敲打數分鐘，如足太陽膀胱經的**飛揚穴**（請見第 97 頁）。

牽扯下腹的腰痛

腰痛時，會牽扯下腹部左右與脅下，且身體無法後仰。《黃帝內經》建議，宜在足太陽膀胱經針灸或按摩、敲打數分鐘，如**下髎穴**（請見第 98 頁）。

復溜穴

屬於足太陰腎經。復就是往來的意思,溜與流同,足太陰腎經環內踝一周之後,別入足跟中,再循於小腿內,以復其上直流的正道,所以叫做復溜穴。

本穴位在小腿內側,由內踝高點旁的凹陷中直上二寸(約患者的三指寬),當跟腱的前緣,左右各有一穴。主治足部痿縮、腿腫、腰痛、水腫、腹脹、泄瀉、腸鳴、盜汗、自汗、熱病汗不出。

讀者可在小腿內側接近內踝的邊緣處,以大拇指用力按壓數次,每次壓三十秒以上,一日按數次。或用拳頭下緣以柔勁敲打此處五分鐘,一日敲數次。

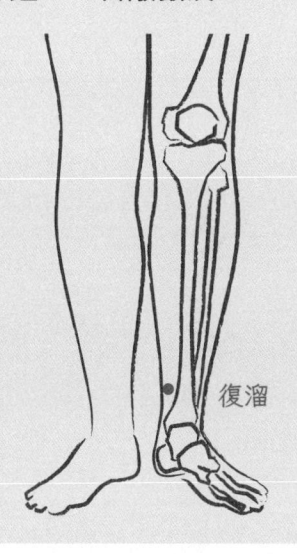

委中穴

屬於足太陽膀胱經。委中是委寄膝蓋彎曲的膕窩的中央,所以叫做委中穴。

本穴位在膕窩橫紋中央(膝蓋正後方肌肉突起處中央),主治髖關節活動不利、腰痛、膝蓋周圍抽筋、下肢痿痺、半身不遂、上吐下瀉、丹毒、流行疫病感染等。左右各一穴。

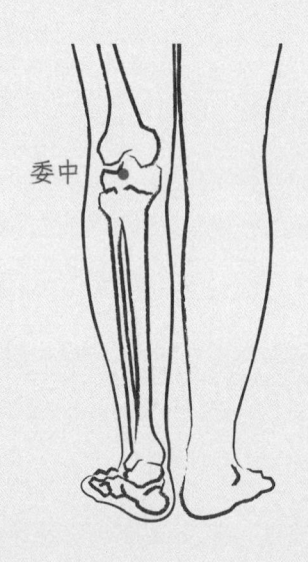

委中

因此讀者可請患者趴著,在膝蓋正後方凸起的大筋中點,以大拇指用力按壓數次,每次壓三十秒以上,鬆開,再按,每日數回。若感覺不大,可用肘尖加點勁道按壓此處,一日

按三～五次。通常趴著被按壓委中穴時，沒有人不痛得哇哇大叫的，但短暫的痛一下，腰痛就會好很多。

飛揚穴（或稱飛陽穴）

屬於足太陽膀胱經。飛揚，陽氣飛揚，指足太陽絡脈向旁散佈。飛，指穴內物質是天部之氣。揚，指穴內物質揚而上行。飛揚指膀胱經氣血在此吸熱上行。本穴物質是膀胱經跗陽至陰各穴吸熱上行的水溼之氣，在本穴的變化是進一步的吸熱蒸升。也就是這個穴位是足太陽之絡，對它下針可急速如飛地通至足少陰腎經，又溝通陰蹺與陽蹺，使人矯健，舉步如飛揚。

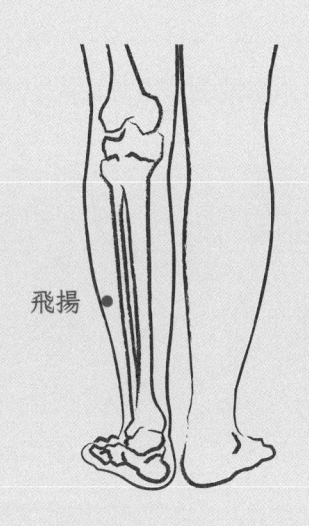

飛揚

本穴位於小腿後側，由外踝高點與跟腱之間凹陷處（昆崙穴）直上七寸（約患者九指寬），當小腿肚中點（承山穴）斜下外開約一指處。左右各一。主治腰背痛、腿軟無力、痔疾、頭痛、目疾、鼻塞、鼻血等。

讀者可在腿肚與足跟之間外側摸到似串珠樣硬結處，以大拇指用力按壓數次，每次壓三十秒以上，一日按數次。或用拳頭下緣以柔勁敲打此處五分鐘，一日敲數次。

下髎穴

屬於足太陽膀胱經，下髎指的是在八髎穴的下面。

本穴位在第四後孔中，左右各一。

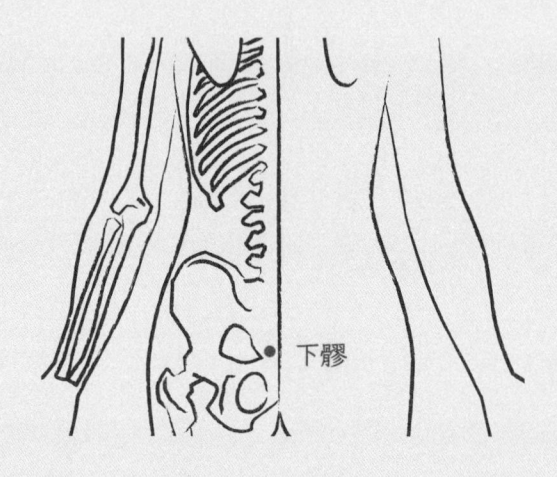

主治腰痛、小腹痛、小便不利、便祕、白帶等屬足太陽膀胱經，下髎者，八骶穴之中居其下者，故名。

讀者可在尾椎第四椎兩側一指寬處（也就是在尾骨端往上約二指寬處，再往左右約一指處），以大拇指用力按壓數次，每次壓三十秒以上，一日按數次。或用拳頭下緣以柔勁敲打此處五分鐘，一日敲數次。

無法彎腰俯仰或轉腰的腰痛

後仰時更痛的腰痛

　　腰痛，痛到不能彎腰俯仰，「後仰」時覺得更痛且深怕會跌倒。《黃帝內經》指出，宜在衡絡之脈針灸或按摩、敲打數分鐘，如**殷門穴**（請見右頁說明）。

舉動不便的腰痛

　　腰痛，痛到好像快要折斷一般，不能俯仰，且舉動不便。《黃帝內經》指出，宜在足太陽膀胱經針灸或按摩、敲打數分鐘，如**腎俞穴**（請見第 102 頁）。

刺痛且無法俯仰的腰痛

　　腰痛，痛得像是用針刺入皮膚一樣，無法彎腰俯仰與轉腰顧盼，病患頻頻撫摸痛處。《黃帝內經》指出，宜在足少

陽膽經針灸或按摩、敲打數分鐘，如**陽陵泉穴**（請見第 103 頁）。

無法轉腰回顧的腰痛

腰痛無法轉腰回顧，勉強回顧則眼花撩亂，容易產生悲傷情緒。《黃帝內經》指出：宜在足陽明胃經針灸或按摩、敲打數分鐘，特別是在**足三里穴**、**上巨虛穴**、**下巨虛穴**（請見第 104～106 頁）等穴道上。

殷門穴

屬於足太陽膀胱經。殷有居中、豐厚的意思，本穴位於大腿後側肌肉豐滿處之正中，具有化瘀散結的通泄功能。

本穴位在臀下橫紋中央與腿後彎時會形成的膕橫紋中央的連線上，由臀橫紋中央往下六寸（患者八指寬）處。左右各一穴。主治腰腿痛、腰痛、頭下肢痿痺、癱瘓等。

讀者可在腰腹繫皮帶的一圈來按摩，這裡就是衡絡之脈，也就是衡絡腰間的帶脈所在，並在大腿後面中點的上下，以大拇指用力按壓殷門穴數次，每次壓三十秒，一日按三次，或用拳頭下緣以柔勁敲打此處五分鐘，一日敲數次。

殷門

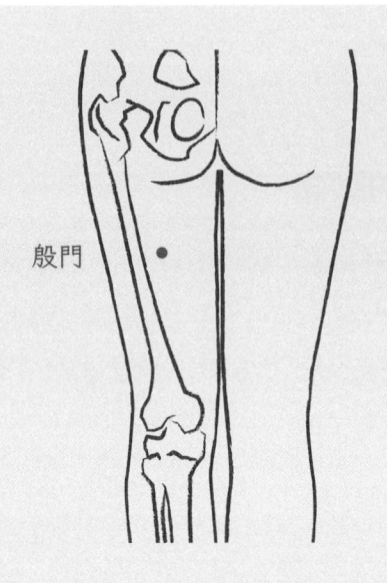

腎俞穴

屬於足太陽膀胱經。是腎的背俞穴,這個「俞」念「輸」,是古字,是轉輸、運輸、交通、傳輸的意思。腎俞穴內應腎臟,是腎氣在背部輸注、轉輸之處,是治療腎腰病的要穴。

本穴位在腰部,當第二腰椎棘突下(肚臍正後方),向左或向右旁開一‧五寸(約患者二指寬處),左右各有一穴。

主治腎虛腰痛、遺精、陽痿、精冷無子、遺尿、耳鳴、耳聾、目昏、月經不調、白帶。

足太陽膀胱經由頭走向腳,經過背部中心線的兩旁,因此讀者可在脊椎兩側,由上往下以大拇指用力按壓數次,每

次壓三十秒以上，一日按數次，或用拳頭下緣以柔勁輕輕敲打腎俞穴五分鐘，一日敲數次。

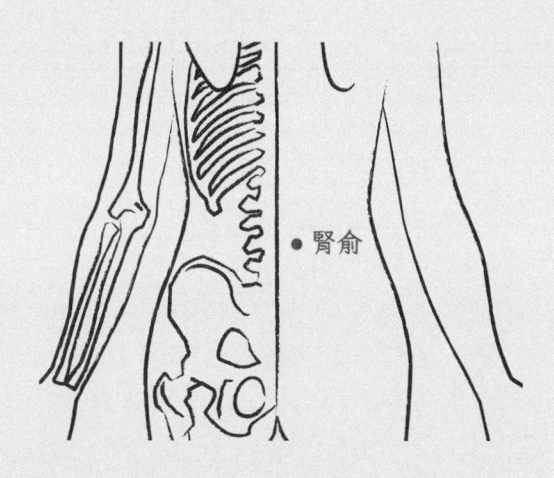

● 腎俞

陽陵泉穴

屬於足少陽膽經，八會穴之一，筋會陽陵泉。本穴在膝外突出，陵高於丘，穴下有外丘，有丘陵，與膝內陰的陰陵泉斜對，所以叫做陽陵泉穴。

本穴位在小腿外側，當腓骨小頭前下方凹陷中。左右各一。

主治脅肋痛、半身不遂、下肢痿痺麻木、膝臏腫痛、腳氣、口苦、嘔吐、黃疸。

讀者可在膝下外側斜下方腓骨頭突起下凹處,以大拇指用力按壓數次,每次壓三十秒以上,鬆開,再按,一日數次。或用拳頭下緣以柔勁敲打陽陵泉穴五分鐘,一日敲數次。

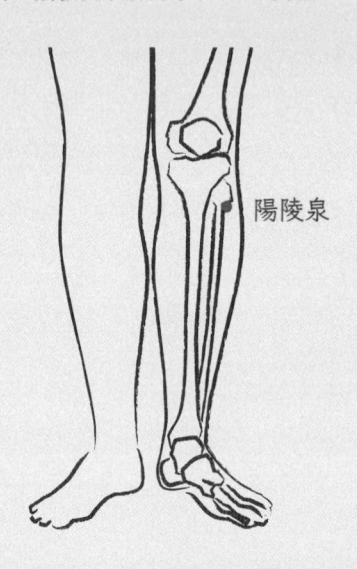

陽陵泉

足三里穴

屬於足陽明胃經。

本穴位在小腿外側,屈膝,外膝凹處往下三寸(約患者四指寬),再由脛骨前緣往外患者的一橫指寬處,在脛骨前肌中。左右各有一穴。

主治腰痠背痛、脅痛、膝痛、脛痛、腳氣痛、中風癱瘓、

腹痛、胃痛、腹脹、痢疾、嘔吐、腹瀉、打呃不止、氣喘、咳嗽、失眠等。

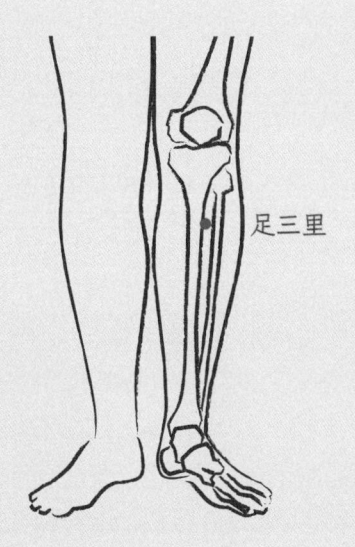

足三里

上巨虛穴

屬足陽明胃經。巨虛是指翹腳抬腿時，在脛骨外側緣呈現的巨大長形凹陷，本穴恰在此巨長凹陷之上方。

本穴位在小腿前外側，屈膝，由足三里穴再往下三寸（約患者四指寬），脛骨前緣一橫指（中指），在脛骨前肌中。左右各有一穴。主治中風癱瘓、腹痛、腹脹、腸鳴、痢疾、便秘、腸癰、腳氣。

上巨虛
下巨虛

下巨虛穴

　　屬於足陽明胃經。巨虛是蹺足抬腿時,在脛骨外側緣呈現巨大長形凹陷,本穴恰在此巨長凹陷之下方,所以稱做下巨虛。本穴位在小腿外側,屈膝,由上巨虛穴再往下三寸(約患者四指寬),脛骨前緣一橫指,在脛骨前肌中。左右各有一穴。主治腰脊痛牽引睪丸、下肢痿痺、小腹痛、乳房腫塊。

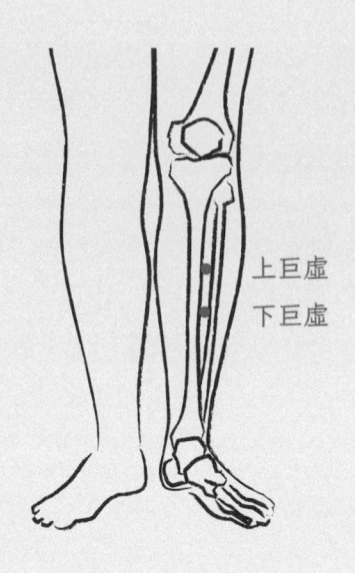

　　讀者可在膝下外側斜下方腓骨頭突起或在小腿脛骨外側的上下沿線,以大拇指用力連續按壓數次,每次壓三十秒以上,鬆開,再按,一日數次。或用拳頭下緣以柔勁敲打下巨虛穴五分鐘,一日敲數次。

會有恐懼的腰痛

快折斷的腰痛

　　腰痛，痛到腰有快折斷的感覺，好像必須時時刻刻挽著腰帶一般，常常會有莫名的恐懼感。《黃帝內經》的說法是，宜在解脈（足太陽膀胱經較小的經絡，腿部後中央線旁邊）針灸或按摩、敲打數分鐘。

　　讀者可在膝蓋正後方找尋有黍米樣瘀滯的血絡（小硬塊），按摩數分鐘，一日數次，或用拳頭下緣以柔勁敲打此處數分鐘，一日敲數次。

會悲恐的腰痛

　　腰痛痛處的經脈突然腫脹怒張，痛的厲害時，會有悲傷與恐懼感。《黃帝內經》指出，宜在飛揚之脈針灸或按摩、敲打數分鐘，如**飛揚穴**。

有腫脹的腰痛

小錘梗塞腰痛

腰痛,其痛如有小錘梗塞在腰中,感覺經脈腫脹怒張。《黃帝內經》指出,宜在同陰之脈(腿部外側中線左右較為細小的經絡)針灸或按摩、敲打**絕骨穴**數分鐘。

腰痛處經脈腫脹怒張

《黃帝內經》建議,宜在**陽維脈**或**承山穴**針灸或按摩、敲打數分鐘(請見第 110 頁)。

下腹脹滿的腰痛

腰痛時,下腹兩側會覺脹滿者。《黃帝內經》說道,宜在足厥陰肝經穴位針灸或按摩、敲打數分鐘,如**行間穴**(請第見 110 頁)。

絕骨穴

又名懸鐘穴,屬於足少陽膽經,八會穴之一。本穴是身體內所有的髓啟動的關鍵處。有脛前動脈及腓動脈支搏動,似鐘懸掛,又穴居腓骨下端,好像鏡子懸在那裡,所以稱做「懸鐘」。

本穴位在外踝高點上三寸(約患者四指寬),腓骨後緣,腓骨長、短肌腱之間凹陷處。左右各有一穴。主治中風、半身不遂、頸項痛、腹脹、脅痛、下肢痿痺、足脛痙攣疼痛等。

讀者可在小腿外側的外踝尖往上四指寬處,以大拇指用力按壓數次,每次壓三十秒,一日按三次。或用拳頭下緣以柔勁敲打絕骨穴數分鐘,一日敲數次。

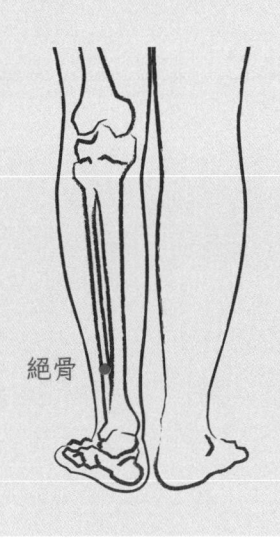

絕骨

承山穴

　　屬於足太陽膀胱經。意思是能承受全身如山之重,當挺身用力時,穴處分肉特徵尤其明顯。本穴位於腓腸肌的肌腹下,約在小腿後面中央處(小腿的一半),左右各有一穴。主治腰痛、腿部寒冷抽筋、各種痔疾、痔漏疼痛等證。

　　這個穴道的位置,其實就是支撐人體整個重量的關鍵點,所以穴名叫做承山,承接人體這座山的要塞處,因此可見這個穴道的重要性。

　　讀者可在左右身體中線附近按摩陽維脈,或在腿部後面,小腿肚中點的承山穴,以大拇指用力按壓數次,每次壓三十秒,一日按三次。或用拳頭下緣以柔勁敲打此處五分鐘,一日敲數次。

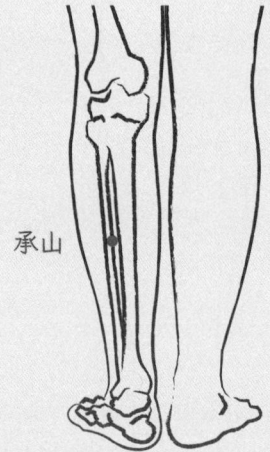

承山

行間穴

屬足厥陰肝經。本穴是足厥陰肝經所溜的滎穴（肝經的第二個穴位），由大敦穴轉入足大趾與足次趾縫間。

本穴位在第一、二趾的趾縫間的趾蹼緣之後方，主治脅痛、抽搐、腹脹、疝痛、失眠、小便不利、尿痛、月經不調、癇症、頭痛、眩暈、口眼歪斜等。

讀者可在兩腳足背的第一、二趾趾縫間，以大拇指用力按壓數次，每次壓三十秒以上，一日按數次。

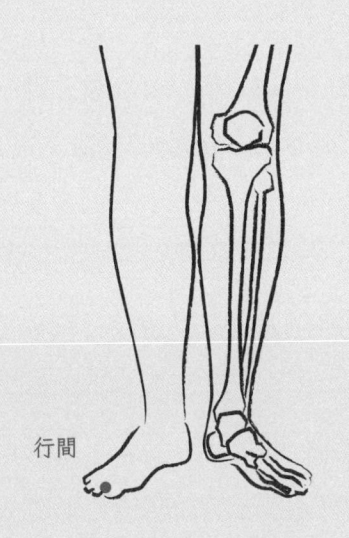

行間

感冒引起的腰痛

不斷地出汗的腰痛

　　腰痛發作時不斷地出汗，汗止就口渴，就想飲水，飲水後又坐臥不安。《黃帝內經》提到，宜在會陰之脈，是足太陽膀胱經的中段，針灸或按摩、敲打數分鐘，如**承筋穴**（請見第 115 頁）。

發燒的腰痛

　　腰痛發燒而引發煩躁不安，腰下好像有根橫木梗阻其中，嚴重時會引起遺尿。《黃帝內經》的解方是，宜在**散脈**（也就是足太陰腎經腿部部分的分支）針灸或按摩、敲打數分鐘。讀者可在腎經腿部經絡外側橫絡呈纏束狀的經脈（較明顯的青筋），用手按摩或用拳頭下緣以柔勁敲打此處數分鐘，一日數次。

不敢咳嗽的腰痛

腰痛時不敢咳嗽,怕會引起抽筋(筋脈攣縮拘急)。《黃帝內經》指出,宜在肉裏的脈(也就是奇經八脈的陽維脈)穴位針灸或按摩,如**金門穴、陽交穴**(請見第 115 ～ 116 頁)。

上半身惡寒的腰痛

腰痛時,上半身會覺惡寒。《黃帝內經》指出,宜在足太陽膀胱經及足陽明胃經穴位針灸或按摩、敲打數分鐘,如**風門穴、豐隆穴**(請見第 117 ～ 118 頁)。

上半身發熱的腰痛

腰痛時,上半身會覺得發熱。《黃帝內經》說,宜在足厥陰肝經及足太陰脾經穴位針灸或按摩、敲打數分鐘,如**期門穴、三陰交穴**(請見第 119 頁)。

發冷且無法左顧右盼的腰痛

腰痛時,上半身覺寒冷,不能左顧右盼者。《黃帝內經》指出,宜在足陽明胃經穴位針灸或按摩、敲打數分鐘,如**氣戶穴**(請見第 120 頁)。

伴隨喘促的腰痛

腰痛時,有內熱發燒,且喘促者。《黃帝內經》提到,宜在足少陰腎經及足太陽膀胱經穴位針灸或按摩、敲打數分鐘,如**照海穴**、**委中穴**(請見第 121、96 頁)。

承筋穴

屬於足太陽膀胱經。

本穴位在膕窩的橫紋中央往下患者三指寬處。左右各一穴。主治腰背拘急（拘緊攣急）、腿痛轉筋、痔疾等。

讀者可在小腿後面上四分之一處的周圍，以大拇指用力按壓數次，每次壓三十秒以上，一日按數次。或用拳頭下緣以柔勁敲打承筋穴五分鐘，一日敲數次。

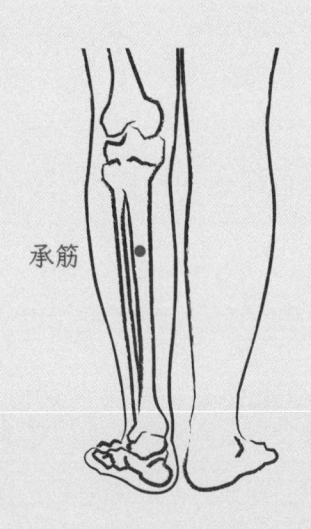

承筋

金門穴

屬足太陽膀胱經。本穴位於申脈穴前下方，猶如申脈的門戶，故名。本穴位在足外側，當外踝前緣直下，當骰骨下

緣處，左右各有一穴。主治腰痛、下肢痺痛、外踝痛、癲癇、小兒驚風。

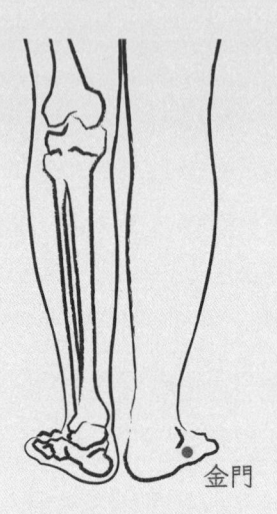

金門

陽交穴

屬於足少陽膽經。交的意思是「交會」，在下肢部，足陽明胃經行前面，足太陽膀胱經行後面，足少陽膽經行前後兩經分肉之間，本穴為陽維脈的郄穴，穴當四條陽經依旁交錯處而得名。

本穴位在外踝高點上七寸（患者一手掌長度），腓骨後緣，左右各有一穴。主治胸脅脹滿、下肢痺痛、側腰痛。

讀者可在小腿外側中點及外踝斜下方處，以大拇指用力按壓數次，每次壓三十秒以上，一日按數次，或用拳頭下緣

以柔勁敲打陽交穴數分鐘,一日敲數次。

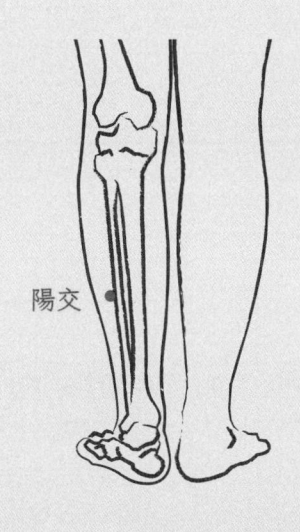

風門穴

屬於足太陽膀胱經。風門指的是風所出入之門。

本穴位在第二胸椎棘突下再往左或往右旁開一・五寸（患者二指寬）。主治傷風咳嗽,發熱,惡寒,頸部僵硬,腰背疼痛。

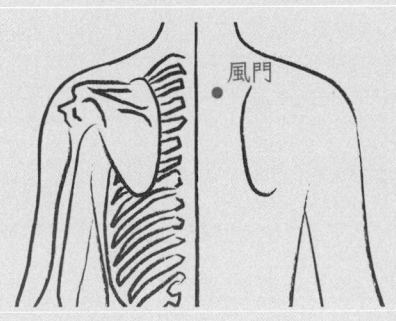

豐隆穴

屬於足陽明胃經。豐是豐滿，隆是隆起，說明肌肉至此而豐滿，也因為足陽明胃經多氣多血，氣血到此聚而隆起，故名。

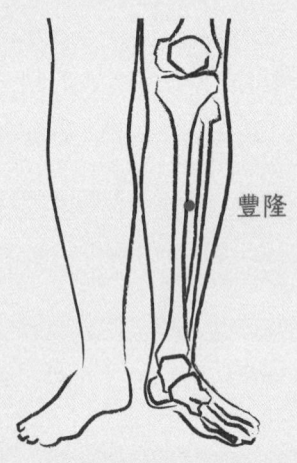

豐隆

本穴位在小腿外側，由外膝眼至外踝高點的一半，脛骨前緣外二橫指處。主治咳嗽、痰多、惡寒、頭痛、眩暈、癲癇、氣喘、胸痛、便祕、腰重、下肢痿痺、腫痛。

讀者可在脊椎兩側及大腿外側稜線，以大拇指用力按壓數次，每次壓三十秒，一日按三次，或用拳頭下緣以柔勁輕輕敲打此處五分鐘，一日敲數次。

期門穴

屬於足厥陰肝經。是氣血出入的始終，貫膈交陽明，出太陰，是陰精注入的戶，故名。凡是穴名有「門」的，都是要穴。

本穴位在乳頭直下的第六肋間隙，主治脅腰痛、熱病、鬱症、腹脹、打嗝不止、乳房腫塊等症，左右各有一穴。

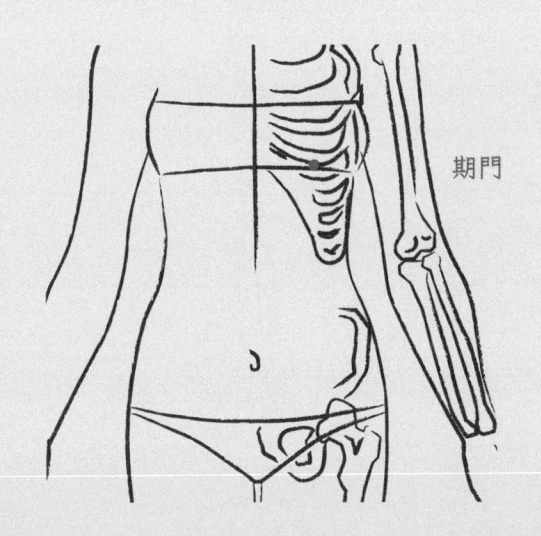

期門

三陰交穴

屬於足太陰脾經，是足太陰脾經、足厥陰肝經、足少陰腎經三經的交會處，所以稱為三陰交。

本穴位在小腿內側，由內踝高點直上三寸（約患者四指

寬，小腿內側下四分之一中央處），脛骨內側面後緣，左右各有一穴。主治下肢痿痺、身重、水腫、男女生殖系統疾病、腹痛、腹瀉、腸鳴、頭痛、虛熱、失眠等症，左右各有一穴。

讀者可由下往上按摩小腿中線，並在乳房下緣的第六肋間隙，及內踝高點直上患者四指寬的小腿內側中線上，以大拇指用力按壓數次，每次壓三十秒以上，一日按數次。或用拳頭下緣以柔勁輕輕敲打此處五分鐘，一日敲數次。

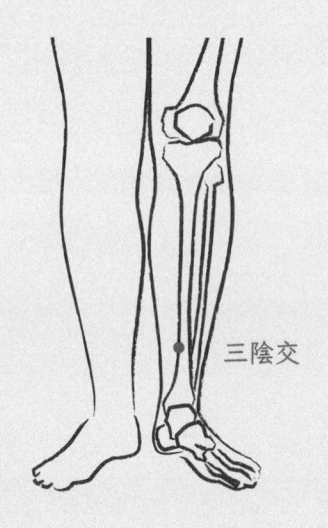

三陰交

氣戶穴

屬於足陽明胃經。氣戶是交經氣出入的戶，又是肺的上部，肺主氣，此穴實與五臟之氣相通，故名氣戶。

本穴位在鎖骨中點的下緣,由身體前中央線往左或往右旁開四寸(約患者六指寬),主治胸脅痛、咳嗽、氣喘、打嗝氣逆、胸部脹滿等症。

讀者可按摩整條胃經經絡,並在兩側鎖骨中點的下緣,以大拇指按壓數次,每次壓三十秒以上,一日按數次。或用拳頭下緣以柔勁輕輕敲打氣戶穴五分鐘,一日敲數次。

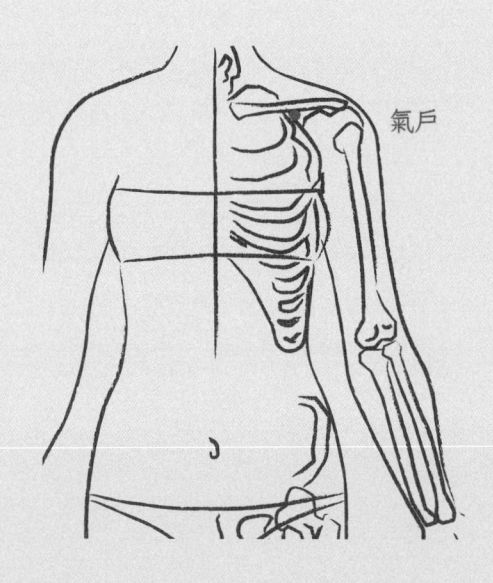

氣戶

照海穴

屬於足少陰腎經。照是光照,海是百川所歸。本穴位於然谷穴之後,然谷屬足少陰腎經滎穴(腎經第二個穴道),

五行屬火,好像龍雷之火有光照之象,且因陰蹻脈發生於本穴,腎氣歸聚似海,故名。

本穴位在內踝下緣凹陷處,主治腰腎疾病、氣喘、失眠、癇症、咽喉乾痛、便祕、小便不利或頻數、子宮下垂、陰癢、白帶、月經不調等。

讀者可在左右大腿的內側邊緣按摩、敲打數分鐘,並在膝蓋正後方的凸起的大筋中點及腳內踝周圍,以大拇指用力按壓數次,每次壓三十秒,一日按三次,或用拳頭下緣以柔勁敲打此處數分鐘,一日敲數次。

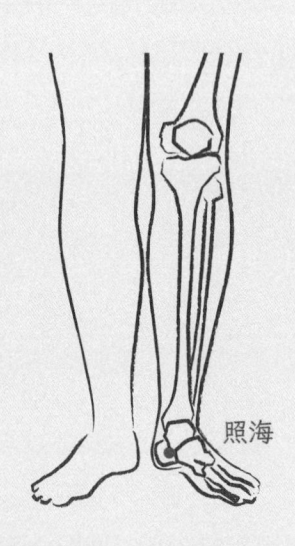

照海

其他腰部問題

急性腰扭傷

如果你不慎摔倒而扭傷腰部,甚至於沒辦法自己站起來,倘若你是自己一個人,當下根本無法移動,這時候可以怎麼做?

腰痛點穴:當感覺腰部的兩側很痛很緊,你可以用自己的大拇指用力掐兩手手背的經外奇穴「腰痛點穴」,它屬於經外奇穴,位在第二、三掌骨和第四、五掌骨之間,腕橫紋與掌指關節的中點,左右手共四穴,就可緩和疼痛,慢慢移動身體去就醫。

腰痛點

伴隨大便困難的腰痛

腰痛，兼有大便困難者。《黃帝內經》提到，宜在足

水溝穴（人中）

當感覺腰部的正中很痛很緊，你可以用自己的大拇指用力掐人中的水溝穴（鼻子正下方與嘴唇之間的上三分之一處）幾次，即可緩和疼痛，慢慢移到電話旁去求救。

屬督脈穴位，穴居於鼻柱下溝中央，這個穴位夾於手陽明大腸經與足陽明胃經之中，有如經水交會，所以叫做水溝穴。

本穴位在人中溝中的三分之一與三分之二的交界處，全身只有一穴。主治腰脊強痛、昏迷、中風、癲狂、癇症、躁鬱症、小兒驚風、口眼歪斜、面腫、牙關緊閉。

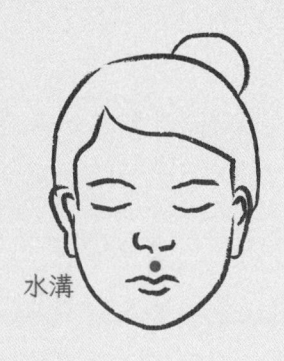

少陰腎經穴位針灸或按摩、敲打數分鐘，如**湧泉穴**。

湧泉穴

屬足太陰腎經。本穴位於足底，居人身的最低位，屬於足少陰腎經「所出為井」，有如水之源頭，經氣猶如泉水湧出於下，故名。

本穴位在腳底，捲足時腳底前部凹陷處，約當足底第二三趾趾縫紋頭端與足跟連線的前三分之一與後三分之二交點上（腳趾頭不算在內），主治腰腎疾病、大便困難、小便不利、昏厥、頭痛、頭昏、目眩、舌乾、咽喉痛、失音、足心熱等。讀者可在足趾跖屈時的足底呈凹陷處，以大拇指用力按壓數次，每次壓三十秒以上，一日按數次。或用拳頭下緣以柔勁敲打此處五分鐘，一日敲數次。

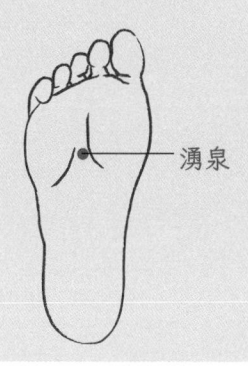

4

緩解腿痛的
穴位說明

　　中醫觀察發現，風、寒、溼之邪侵入經絡，或是意外撞擊跌倒，導致氣血不通暢，就會使肢體或關節痠痛麻木或屈伸不利，尤其年長者的膝蓋、關節、小腿、腳踝或足跟等，最容易感到不適。

腿痛引發的問題

腿痛且全身痛

不僅兩腳痠痛,全身也有疼痛感,宜按摩、敲打數分鐘或針灸**大包穴、申脈穴、後谿穴**(請見第 130 ～ 132 頁說明)。

膝關節痛

宜按摩、敲打數分鐘或針灸**犢鼻穴、內膝眼穴、鶴頂穴、陽陵泉穴、陰陵泉穴**。

小腿麻痛或抽筋

宜按摩、敲打數分鐘或針灸**承山穴、飛揚穴**。

腳踝痛

宜按摩、敲打數分鐘或針灸、**崑崙穴、太谿穴、丘墟穴、商丘穴、解谿穴**）。

腳趾麻木

宜按摩、敲打數分鐘或針灸**八風穴、束骨穴、公孫穴**。

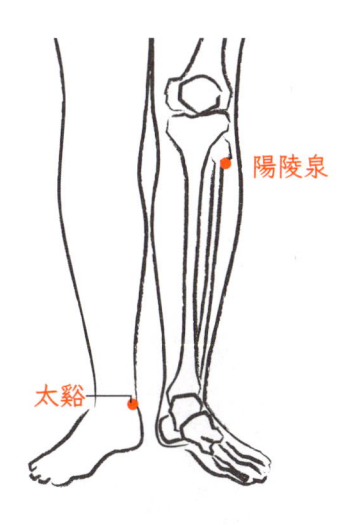

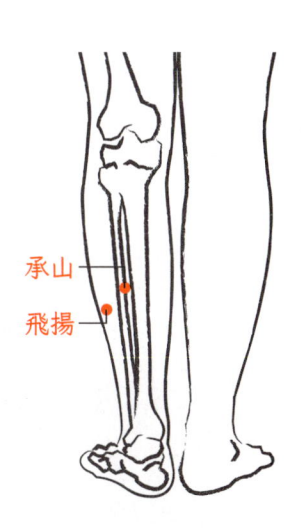

陽陵泉

承山

飛揚

太谿

4 緩解腿痛的穴位說明

大包穴

屬於足太陰脾經,是脾的大絡,別名「大胞」,因比喻總統陰陽各經絡,灌溉五臟,無所不包,治實證的一身盡痛,虛證的百脈皆縱,故名。

本穴位在腋窩下六寸,腋中線上,當腋窩中心和第十一肋尾端連線(十二針灸寸)之中點處。左右各有一穴。是脾的大絡,可網羅一身之氣,主治:全身的疼痛、四肢無力、胸脅痛、氣喘等。

讀者可以大拇指按壓大包穴三十秒,連續按壓五次以上,或用空掌以敲打數分鐘,如右手掌拍打左側大包穴。左右穴都做。

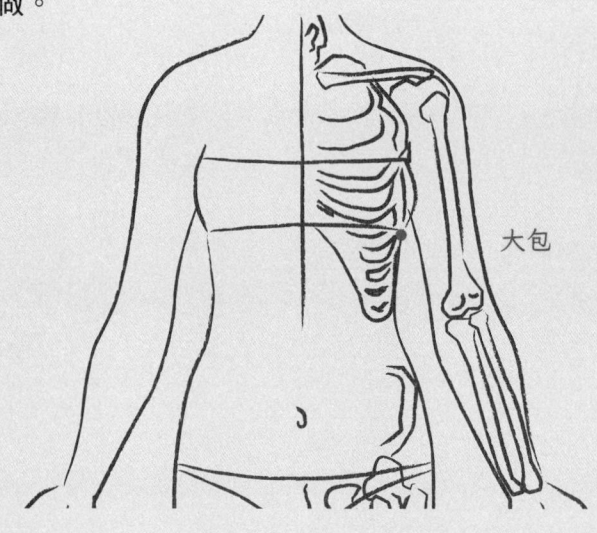

大包

申脈穴

屬於足太陽膀胱經，是奇經八脈交會穴之一，通於陽蹺脈。申就是伸展，因穴位於外踝之下，是陽蹺脈（奇經八脈之一）所生，直接關係足關節及全身的筋脈伸展，故名申脈穴。

本穴位在外踝正下方凹陷中。左右各有一穴。可通陽蹺脈，暢通身體側面的循環，主治腰腿痠痛、癲癇、頭痛、失眠、眩暈。

可通陽蹺脈，暢通身體側面的循環，讀者以大拇指按壓三十秒，連續按壓五次以上，或握空拳以拳頭下緣肌肉敲打數分鐘。左右穴都做。

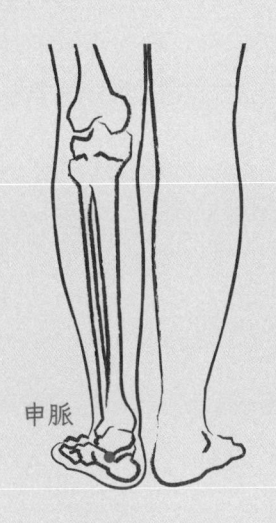

申脈

後谿穴

屬手太陽小腸經。後,是手小指本節之後;谿是小溝。手小指外側握拳肉起如山峰,按之似小谿之曲,故名。

本穴位在小指外側,第五指關節處。

可通身體後中央線的督脈,貫通整個背後的氣血,讀者以大拇指按壓三十秒,連續按壓五次以上,或握空拳以拳頭下緣肌肉敲打數分鐘。左右穴都做。

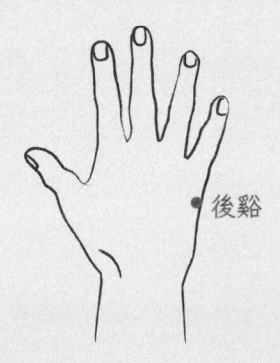

● 後谿

犢鼻穴

屬於足陽明胃經。犢是小牛。膝部髕韌帶兩旁凹陷有如牛犢鼻孔,穴在其中,故名。

《類經圖翼》:「在膝髕下,胻骨上,骨解大筋陷中,形如牛鼻,故名。」《醫宗金鑒》:「膝蓋骨下,胻骨上陷中,俗名膝眼。此外陷中,兩旁有空,狀如牛鼻,在外側者故又

稱「外膝眼」。

屈膝，本穴位在髕骨下緣，髕韌帶外側凹陷中。左右各有一穴。主治膝痛、麻木、屈伸不利、腳氣。

讀者以大拇指按壓三十秒，連續按壓五次以上。或以掌心搓熱。左右穴都做。

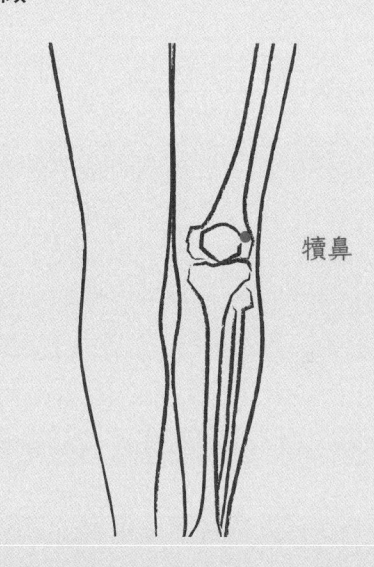

犢鼻

內膝眼穴

屬經外奇穴。膝關節的髕骨下兩側有凹陷，形如眼窩，所以稱為膝眼，其穴在內側者叫做「內膝眼」。

屈膝，本穴位在髕骨下緣，髕韌帶內側凹陷中。左右各有一穴。主治膝痛，下肢無力。

讀者以大拇指按壓三十秒，連續按壓五次以上，或握空拳以拳頭下緣肌肉敲打數分鐘。左右穴都做。

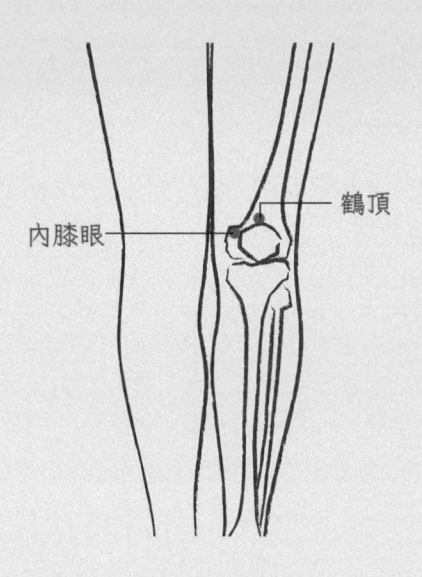

內膝眼　　鶴頂

鶴頂穴

屬於經外奇穴。膝關節狀如仙鶴之頭頂，穴在髕骨頂端，故名鶴頂。

本穴位在髕骨上緣正中凹陷處。左右各有一穴。主治膝痛、足脛無力、下肢癱瘓等。

讀者以大拇指按壓三十秒，連續按壓五次以上，或握空拳以拳頭下緣肌肉敲打數分鐘。左右穴都做。

陰陵泉穴

　　屬於足太陰脾經。內側為陰，突起為陵，泉出於下。穴位於小腿內側（陰）脛骨內側髁（陵）之下，與陽陵泉相對，是陰筋陵結甘泉，升潤宗筋，上達胸膈，以養肺原，所以稱做陰陵泉穴。

　　本穴位在脛骨內側髁下緣，脛骨內緣的凹陷中。左右各有一穴。主治膝痛、腹痛、腹脹、腹瀉、水腫、小便不利、遺尿、尿失禁、黃疸、痢疾、陰部痛、月經疼痛。

　　讀者以大拇指按壓三十秒，連續按壓五次以上，或握空拳以拳頭下緣肌肉敲打數分鐘。左右穴都做。

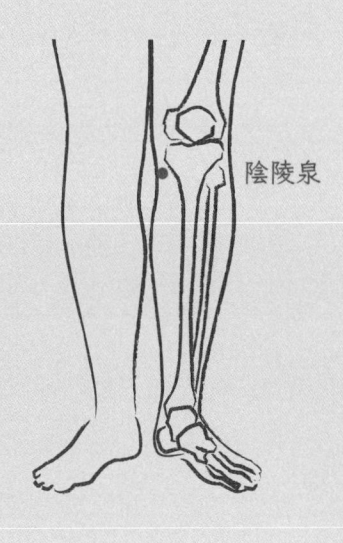

陰陵泉

崑崙穴

屬足太陽膀胱經。取名崑崙是因為上有踝骨,下有軟骨,高起如山。足太陽經水,有氣質升高促陽而返下之象,故名。

本穴位在外踝與跟腱之間凹陷中。左右各有一穴。主治肩背腰腿痛、腳跟腫痛、頭痛、脖子僵硬、目眩。

讀者以大拇指按壓三十秒,連續按壓五次以上。左右穴都做。

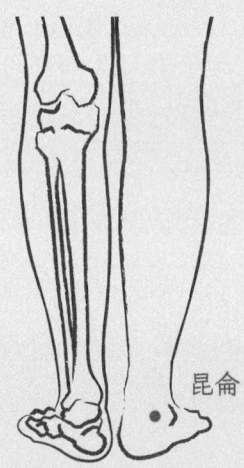

崑崙

丘墟穴

屬足少陽膽經。大丘叫做墟,有升高之意,膽六腧穴至此,轉而升高,故名。

本穴位在外踝前下方,趾長伸肌腱外側凹陷中。左右各

有一穴。主治外踝腫痛、下肢痿痺、頸項痛、胸脅痛、腋下腫、嘔吐、噯酸、瘧疾。

讀者可以大拇指按壓三十秒,連續按壓五次以上,或握空拳以拳頭下緣肌肉敲打數分鐘。左右穴都做。

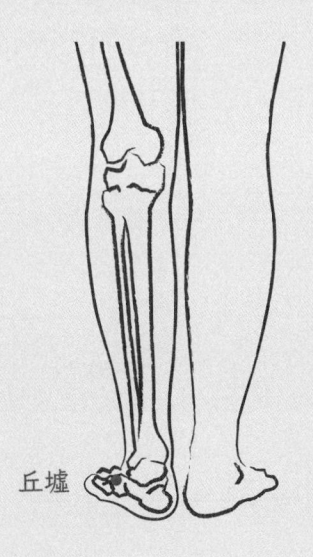

丘墟

商丘穴

屬足太陰脾經。商丘,商者肺音也,丘者土丘也,土丘有寶土聚而生金之象,肺曜於此,故名。

本穴位在足內踝前下方凹陷中,當舟骨結節與內踝連線之中點。左右各有一穴。主治足踝痛、腹脹、腹瀉、便秘、腸鳴、遺尿、舌根僵痛、痔疾。

讀者以大拇指按壓三十秒,連續按壓五次以上,或握空拳以拳頭下緣肌肉敲打數分鐘。左右穴都做。

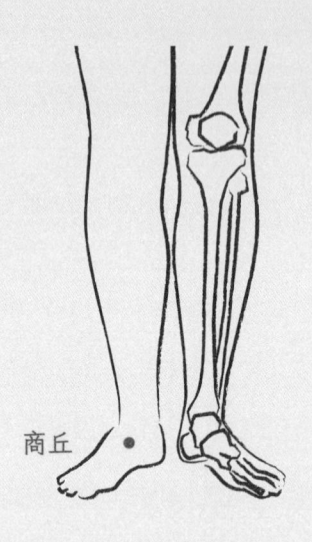

商丘

解谿穴

　　屬足陽明胃經,本穴位於足背踝關節橫紋中央凹陷如溪流處,也當解鞋帶之處,故名。

　　本穴位在足背與小腿交界處的足背踝關節橫紋的中央凹陷處,約與外踝高點相平。左右各有一穴。主治下肢痿縮麻痺、踝關節痛、頭痛、眩暈、腹脹、便秘、癲狂。

　　讀者可以大拇指按壓三十秒,連續按壓五次以上,或握空拳以拳頭下緣肌肉敲打數分鐘。左右穴都做。

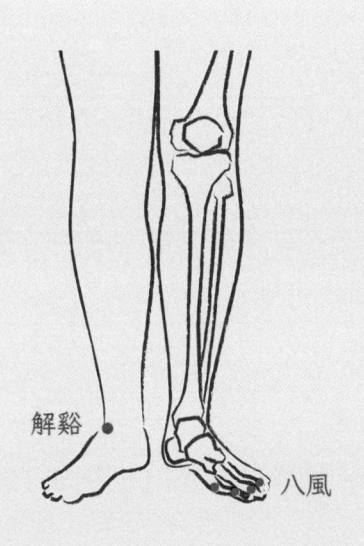

解谿

八風

八風穴

《針灸大成》記載：八風穴，在足五趾骨間，兩足共八穴，故名八風。

本穴位在腳背上，趾縫端凹陷中，趾蹼緣的後方，左右各有四穴。主治：腳踝扭傷紅腫、腳氣病、足背腫痛、腳趾痛等。

讀者可以大拇指按壓三十秒，連續按壓五次以上，或握空拳以拳頭下緣肌肉敲打數分鐘。左右穴都做。

公孫穴

屬足太陰脾經。公孫表示由經之路可達孫絡，四通八達，周行臟腑絡脈，出於四肢。

本穴在第一蹠骨基底的前下緣凹陷處，赤白肉際上約腳底內側面中點前緣，左右各有一穴。

主治腳痛、心痛、水停體內、腳趾痛麻、胃痛、腹脹、腹瀉、便秘、腸鳴。

大約在腳底內側三分之一凹陷處，讀者可以大拇指按壓三十秒，連續按壓五次以上，或握空拳以拳頭下緣肌肉敲打數分鐘。左右穴都做。

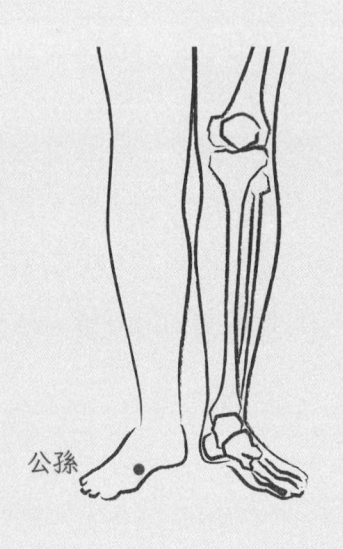

束骨穴

屬於足太陽膀胱經。足小指本節，古稱束骨。本穴位於足小指外側本節後，以骨取名，故名。

本穴位在第五跖骨小頭後下方，赤白肉際，左右各有一穴。主治腰背和下肢後側痛，頭痛，脖子僵硬，頭痛，目眩，癲狂。

以大拇指按壓束骨穴三十秒，連續按壓五次以上，或握空拳以拳頭下緣肌肉敲打數分鐘。左右穴都做。

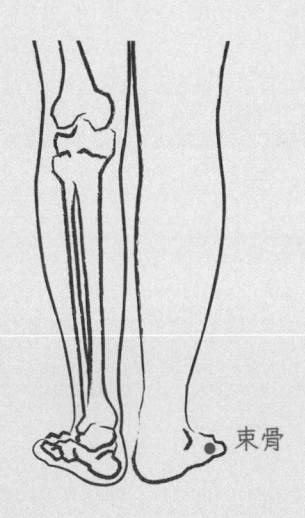

傷病引起的腿痛

風邪引起的腿疼

感受風邪為主，風性善竄，所以關節痠痛，游走不定，上下左右走竄疼痛，使關節運動不順利，有時會惡寒發熱。

若是風邪引起的，除了依照上述患部，再加上能活血養血的穴道：**血海穴**、**膈俞穴**（請見第 145、146 頁）。

寒邪引起的腿疼

感受寒邪為主，寒性凝滯，造成關節或肢體劇烈疼痛，好像針刺一般，痛有定處，得到溫暖就減緩，遇寒冷則更加厲害，局部不紅不熱，舌苔薄白，脈象多呈弦緊。

若是寒邪引起的，除了依照上述患部，再加上能溫補元陽的穴道：**關元穴**（請見第 146 頁）、**腎俞穴**。

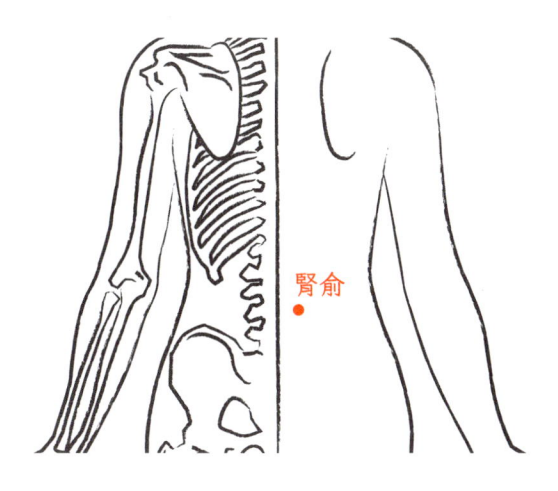

腎俞

溼邪引起的腿疼

感受溼邪為主，溼性重濁，所以關節痠痛，痛處多半固定不移，且肌膚麻木，肢體沉重，容易受到陰雨氣候影響而加重。若是溼邪引起的，除了依照上述患部，再加上能健脾化溼的穴道：**足三里穴**（請見第 104 頁）、**商丘穴**（請見第 137 頁）。

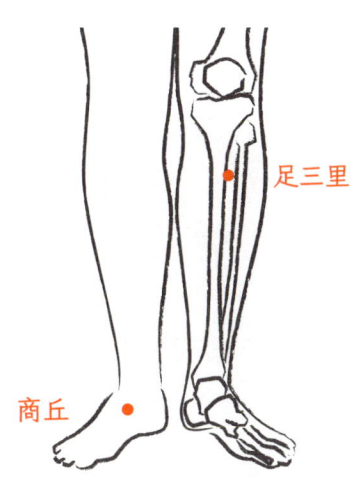

足三里

商丘

熱邪引起的腿疼

發病較為劇烈,關節疼痛,局部紅腫變形,痛不可摸,運動受限,兼有發熱、口渴。若是熱邪引起的,除了依照上述患部,再加上清熱消炎的穴道:**曲池穴**、**大椎穴**(請見第147頁)。

腳踝扭傷腫脹

女性穿著高跟鞋上班,學生打籃球足球等,很容易扭傷腳踝,常常一個腳腫得像「紅龜粿」(台語)一樣。甚至於一整個星期都無法順利行走,非常不方便。應在**厲兌穴**、**足竅陰穴**(請見第149頁)做按摩或針灸。

起床足跟痛

如果你早上醒來下床時,突然一陣踉蹌,覺得足跟一碰到地就莫名其妙的痛,但是活動一下好像又沒事了;或者足跟經常隱隱作痛,可是又沒扭到腳踝,傳統醫學認為是「腎虛」所引起。由於腎臟的經絡由足底經由足內踝,沿著小腿大腿內側上達腎臟和膀胱,所以腎虛時常會足跟痛。

我們可以常常用手指頭掐自己的鼻尖「**素髎穴**」、兩手內側腕橫紋中點「**大陵穴**」,慢慢就不會足跟痛了(請見第152頁)。

血海穴

屬足太陰脾經。本穴是治血證的要穴，尤其能活血化瘀，化瘵女子的血水淋漓不斷、月經不調，能引血歸經，好像導洪水入江海的要路，故名。

本穴位在大腿內側，當屈膝時，由髕骨內上緣上方二寸（約患者三指寬）處，股四頭肌內側頭的隆起處，左右各有一穴。或患者屈膝，以手掌按在髕骨上，第二至五指向上伸直，拇指呈四十五度斜置，拇指尖下就是本穴。

主治各種血液病、女子血崩漏下不止、月信不調、白帶、男子腎病、兩腿瘡癢溼痛等證。

讀者可以大拇指按壓三十秒，連續按壓五次以上，或握空拳以拳頭下緣肌肉敲打數分鐘。左右穴都做。

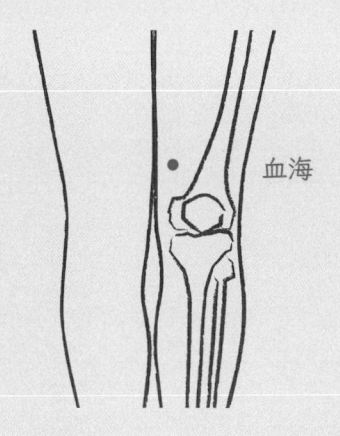

血海

膈俞穴

屬於足太陽膀胱經。膈俞就是橫膈之所系於背,俞者過也,足太陽之所過,故名。乃八會穴之一「血會膈俞」。

本穴位於背部第七胸椎棘突下,由脊椎向左或向右旁開一・五寸(約患者二指寬處),左右各有一穴。主治一切失血證、胸脅疼痛、瘧疾、痃癖、腫瘤、循環不良。

讀者以大拇指按壓三十秒,連續按壓五次以上,或握空拳以拳頭下緣肌肉輕輕敲打數分鐘。左右穴都做。

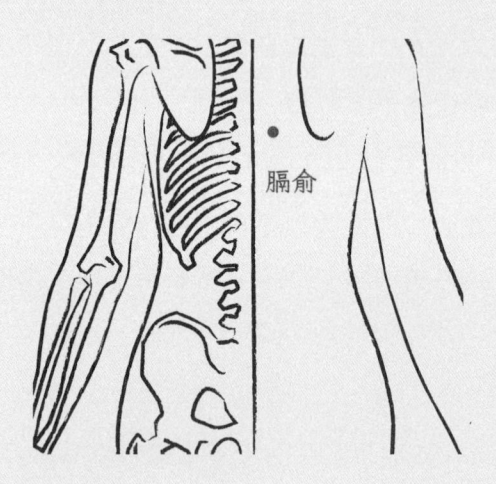

膈俞

關元穴

屬任脈。關是閉藏的意思,元指元陰、元陽之氣。本穴應胞宮精室,為元陰、元陽的氣閉藏之處,故名。

本穴位在腹正中央線上，肚臍直下三寸（約患者四個大拇指頭寬，肚臍到恥骨的上五分之三處），僅有一穴。主治陰證痼冷（內有久寒）、虛症、風寒、暑溼、水腫、心腹鼓脹、腹中積瘤。

以大拇指按壓關元穴三十秒，連續按壓五次以上，或握空拳以拳頭下緣肌肉敲打數分鐘。

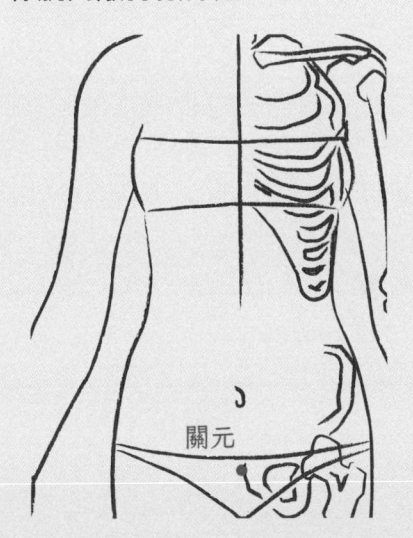

關元

曲池穴

屬手陽明大腸經。因為經氣流注似水匯入池中，以及取穴時，屈曲手肘，穴在凹陷處看起來像是池子，故名。

本穴位在手肘外側，屈肘，當肘橫紋外端凹陷處，為尺

澤穴與肱骨外上髁連線之中點，左右各有一穴。主治中風、手攣筋急、麻痺疼痛、一切瘧疾病（先發冷，後發燒）等證。

　　讀者可以大拇指按壓三十秒，連續按壓五次以上，或握空拳以拳頭下緣肌肉敲打數分鐘。左右穴都做。

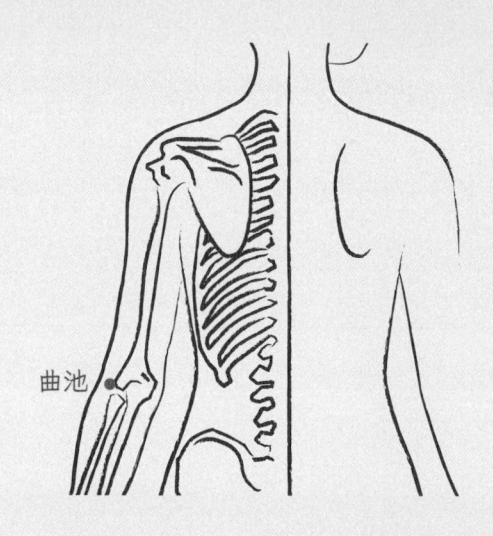

曲池

大椎穴

　　屬督脈。大椎穴在第一胸椎之上陷宛宛中（註：「宛宛中」是形容脊椎盤旋屈曲的樣子），平肩取之，為頸後平肩第一大椎骨，從大椎而下，依次類推，故名。本穴位在第七頸椎棘突下，約與肩齊平。僅有一穴。主治背部緊痛、脊椎疾病、發燒、頸項僵硬疼痛、癲癇、咳嗽、氣喘、瘧疾等。

讀者可以大拇指按壓三十秒,連續按壓五次以上,或以掌心搓熱數分鐘。

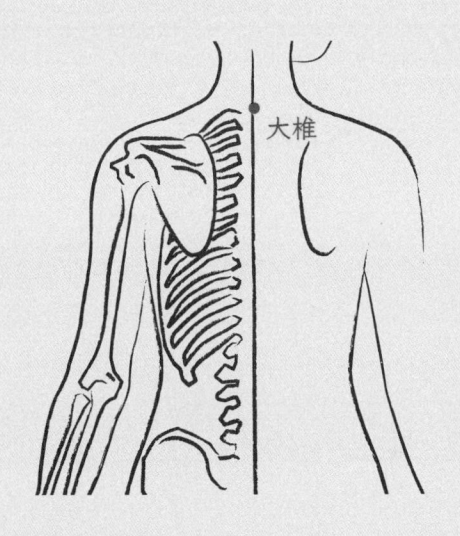

大椎

厲兌穴

屬足陽明胃經。命名有三,一、岸邊危險之處;兌,穴的意思,比喻穴居足趾端。二、厲指天地間的厲氣;兌,實現的意思。表示厲氣充現於絡,以駕御天地時行的疫厲。三、厲指土、不美;兌為口、通的意思。足陽明胃經屬土,其脈「挾口環唇」。因為主治口噤(牙關緊閉,口不能開)、口僻(口眼歪斜、顏面麻痺)等症而得名。

本穴位在第二趾甲角後一分許,左右各一穴。主治發炎、發燒、鼻血、面腫、齒痛、腹脹、多夢、口眼歪斜、癲狂、足脛寒冷、喉炎、腳腫。

讀者可以大拇指按壓三十秒,連續按壓五次以上。左右穴都做。

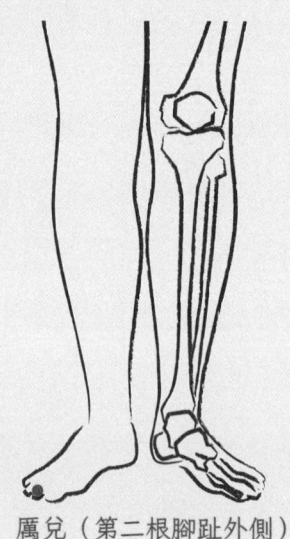

厲兌(第二根腳趾外側)

足竅陰穴

屬於足少陽膽經。竅陰是指從陽交於陰。

本穴位在第四趾甲角後一分許,左右各一穴。主治發炎、發燒、偏頭痛、耳鳴、耳聾、目痛、多夢、腳腫。

讀者可以大拇指按壓三十秒,連續按壓五次以上。左右穴都做。

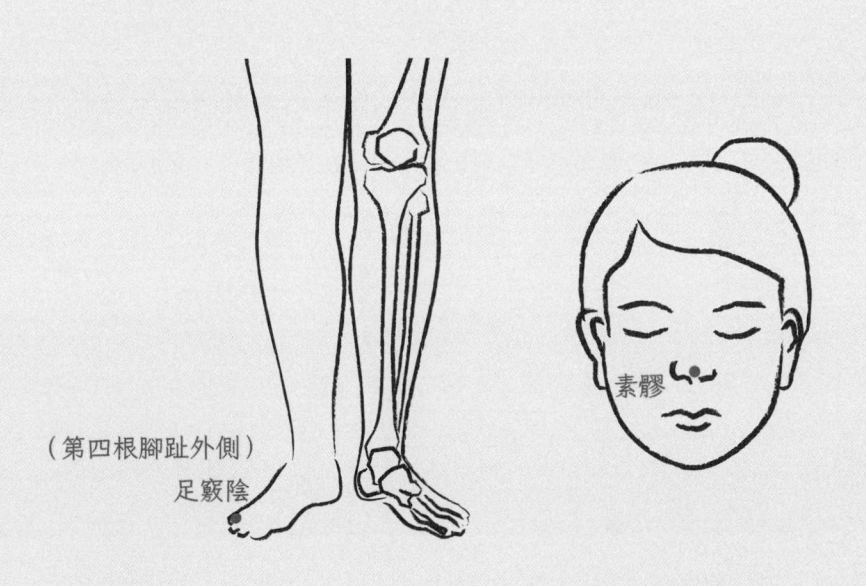

(第四根腳趾外側)
足竅陰

素髎

素髎穴

屬於督脈。髎與窌同就是空穴的意思。穴為鼻柱端的空穴,因肺開竅於鼻,其色白,素就是白色,所以稱為素髎穴。

本穴位於鼻尖正中,僅有一穴。主治昏厥、鼻塞、鼻血、鼻炎、酒齄鼻、足跟痛。

讀者可以大拇指按壓三十秒,連續按壓五次以上。

大陵穴

屬手厥陰心包經。本穴位於掌根隆起的地方,猶如山陵立起來的樣子,類比取象,故名。

本穴位在腕彎曲時出現的橫紋的中央,掌長肌腱與橈側腕屈肌腱之間,左右各一穴。主治足跟痛、發炎、心臟疾病、胃痛、嘔吐、發燒、煩燥、癲狂、癇證、肘臂痙攣疼痛。

讀者可以大拇指按壓三十秒,連續按壓五次以上。

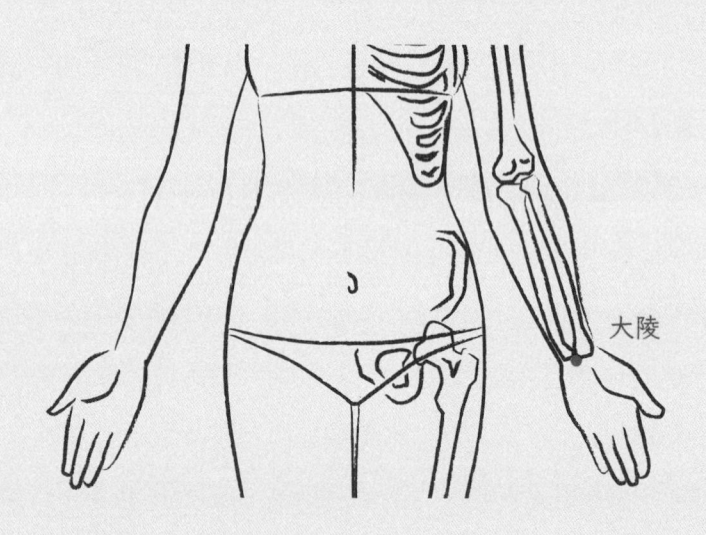

附錄一 食療小祕訣

牽引胸部的腰痛

　　腰痛，痛的時候會牽引胸部，眼睛視物昏花，嚴重時腰背向後反折，不能前屈，舌頭卷縮，不能言語。

　　可食用蘿蔓生菜（淋上一點點橄欖油、鹽巴，午晚餐各生吃一大盤）、七葉膽茶（舒筋明目）、人參茶（強心、解開舌頭緊張）、紅豆薏仁湯（去溼通脉）。

牽引至肩部的腰痛

　　腰痛痛到牽引至肩部，視物不清，有時會有遺尿現象。

　　多吃能明目化瘀的無糖黑豆漿、大陸妹、菠菜、芹菜，以及能補血養肌與改善膀胱機能的桂圓糙米粥。

牽引脊椎的腰痛

腰痛，痛到感覺好像牽引到脊椎骨內側。

可飲用能入腎滋潤脊柱的無糖純仙草茶（至傳統市場購買，或到草藥店購買仙草乾自己煮來喝）、荸薺（削皮，川燙一下，即可吃）。

揹負重物的腰痛

背部好像揹負重物，腰痛痛到會牽引脖子、背脊與臀部都在痛。

清蒸綠色花椰菜能幫助止痛順筋，炒川七葉、炒菠菜、青木瓜也可多食用。

頭昏眼花的腰痛

腰痛，痛到會牽連至脊椎兩側作痛，上至頭頸，肢體牽引有緊張感（拘急）不舒暢，頭昏眼花，感覺快要跌倒了。

自製生蓮藕汁：生蓮藕一條，洗淨，川燙，切小塊，加白開水打汁，去渣喝。

弓弩緊繃的腰痛

　　腰痛時，腰似弓弩上弦般緊繃，人變得沉默寡言，精神不爽。

　　山楂茶能化滯行瘀，以山楂三錢，三碗水，煮開稍滾後加些黑糖飲用。溫的七葉膽茶能舒肝理筋。

牽扯下腹的腰痛

　　腰痛時，會牽扯下腹部左右與脅下，且身體無法後仰。

　　可食用吻仔魚稀飯、茄子烘乾研成粉末用白酒送服（每次八公克，晚飯前服之）。

後仰時更痛的腰痛

　　腰痛，痛到不能彎腰俯仰，「後仰」時覺得更痛且深怕會跌倒。

　　連皮現打的紅葡萄汁能補血活血，也可吃櫻桃（乾）、藍莓（乾）、蔓越莓乾。

舉動不便的腰痛

腰痛痛到好像快要折斷一般,不能俯仰,且舉動不便。

可食用加州梅乾(能補血通便順經絡)、鹹葡萄乾(能去筋骨溼痺,益氣倍力)、麻油炒豬腰(補腎壯腰)。

刺痛且無法俯仰的腰痛

腰痛,痛得像是用針刺入皮膚一樣,無法彎腰俯仰與轉腰顧盼,病患頻頻撫摸痛處。

多吃不冰的桂花蜂蜜水(幫助止痛)。能入舒筋活血的奇異果,下午或晚飯前連皮吃二個,可刷去果毛,但其實有毛無妨,咀嚼後剩一點點渣渣,吐掉即可,因為蔬果的皮營養不輸果肉,且較溫性,果肉較冷,搭配吃不會鬧肚子疼,倘若是黃金奇異果那就更好吃更營養。

青蘋去心,連皮吃,能通便舒筋,以及不冰的金桔檸檬茶(要夠酸才有用,能化痰通絡)。

無法轉腰回顧的腰痛

腰痛無法轉腰回顧,勉強回顧則眼花撩亂,容易產生

悲傷情緒。

可以吃百合銀耳羹（安神、滋潤關節）、藕粉（活血安神）、金針湯（忘憂開心）。

快折斷的腰痛

腰痛，痛到腰有快折斷的感覺，好像必須時時刻刻挽著腰帶一般，常常會有莫名的恐懼感。

蓮藕茶可以化瘀固腰、紫菜湯、當歸首烏烏骨雞湯：當歸五錢、何首烏五錢、枸杞子一錢、紅棗五個，以棉布袋包之，和烏骨雞燉煮。

會悲恐的腰痛

腰痛痛處的經脈突然腫脹怒張，痛的厲害時，會有悲傷與恐懼感。

炒熟放冷的冬瓜能散熱毒、消痛腫；桑椹果汁醋能化瘀、消脹、止痛；或用幾顆去殼生栗子打成泥狀外敷，可消瘀血疼痛；或將韭菜一把搗爛用紗布敷腫脹處數小時，能化瘀、

消脹，每日一次，就會有明顯的改善。此外，還可多吃清的金針湯來減去悲恐的情緒。

小錘梗塞腰痛

腰痛，其痛如有小錘梗塞在腰中，感覺經脈腫脹怒張。酸梅汁能消脹通脈，另外，也可吃橄欖、葫蘆（瓠瓜）。

腰痛處經脈腫脹怒張

每天早晚飯後喝一杯現採絲瓜水，能幫助通經絡、祛風溼、清熱涼血；或喝無糖黑豆漿，能利尿解毒。外用配方，可以用蔥鬚及花椒各一大匙，熱開水沖悶數分鐘後，薰三至五分鐘，再洗之，每日一次。

下腹脹滿的腰痛

腰痛時，下腹兩側會覺脹滿者。

可以飲用能入肝順筋的酸梅汁、吃陳皮梅、喝青木瓜燉魚湯。

不斷地出汗的腰痛

腰痛發作時不斷地出汗,汗止就口渴,就想飲水,飲水後又坐臥不安。

可以喝止汗通絡的紅棗桑葉茶、甘麥大棗湯、地骨露。

紅棗桑葉茶:至中藥房購買乾桑葉、紅棗各半斤,每次用手抓一把桑葉,七顆紅棗劃開皮幾道,加十碗水,煮成茶色,去渣小口小口的喝。

甘麥大棗湯:至中藥房購買炙甘草三錢,浮小麥五錢,大棗九枚為一帖,加水五碗,小火煎煮,取一半,加水四碗再煎一次,也取一半,然後兩次煎液混勻。三餐前各喝一碗半。

地骨露:甘寒可清虛熱和涼血,至青草店、中藥房或網路購買現成的罐裝地骨露。或以地骨皮五錢,水十碗,煮沸後再煮十分鐘,加一點點蜜當茶喝,三餐飯後喝一杯。適合熱性体質、血壓高者。

發燒的腰痛

腰痛發燒而引發煩躁不安,腰下好像有根橫木梗阻其中,嚴重時會引起遺尿。

無糖仙草茶可以清熱、涼血、利尿、通經絡；黑木耳飲品能清熱化瘀潤關節；不冰不加糖的現打西瓜汁可以清熱、降火、利尿。

不敢咳嗽的腰痛

腰痛時不敢咳嗽，怕會引起抽筋（筋脈攣縮拘急）。

銀耳蓮子湯能潤肺通絡、活化關節；中藥房或雜貨行可買到桔餅，能行氣散結、化痰消滯。

上半身惡寒的腰痛

腰痛時，上半身會覺惡寒。

九層塔炒青仁鴨蛋能散寒化瘀、蔥花稀飯、白蘿蔔湯。

上半身發熱的腰痛

腰痛時，上半身會覺得發熱。

可吃清苦瓜湯或生苦瓜沙拉、奇異果汁、青葡萄汁。

發冷且無法左顧右盼的腰痛

腰痛時，上半身覺寒冷，不能左顧右盼者。

多食用暖身止疼的大頭菜湯、南瓜湯、紅糖薑湯、洋蔥。

伴隨喘促的腰痛

腰痛時，有內熱發燒，且喘促者。

食用能清熱化痰的荸薺、西瓜皮煮湯、水梨（連皮吃）。

急性腰扭傷

吃能活血化瘀的薑醋，做法是用一碗的烏醋、一大匙的生薑汁，稍微滾一下，吃飯時每一口食物都沾一點薑醋再一起下肚，吃到直到腰扭傷好了為止。

伴隨大便困難的腰痛

腰痛，兼有大便困難者。

可以吃能通便化瘀的柿餅、栗子羊羹、栗子粥，就會有明顯的改善。

腿痛且全身痛

不僅兩腳痠痛，全身也有疼痛感。

可以吃能去瘀血、生新血的蓮藕清湯（或蓮藕茶、蓮藕粉）、不冰的桂花蜂蜜水。

膝關節痛

多吃能通絡活血、通便排毒的蠔油芥蘭菜、川燙韭菜（加上柴魚絲、醬油膏，好吃又有用）。

小腿麻痛或抽筋

食用能強筋通血脈的紅葡萄（葡萄汁、葡萄乾）或在晚餐時喝一杯紅酒。

腳踝痛

可以吃能潤滑關節、補鈣壯骨的莧菜小魚，以及蔥花海帶味噌湯。

腳趾麻木

多吃能強心增氧、打通末梢的人蔘茶、人參雞精、梅酒。

風邪引起的腿疼

感受風邪為主，風性善竄，所以關節痠痛，游走不定，上下左右走竄疼痛，使關節運動不順利，有時會惡寒發熱。

多食用能芳香健胃、去風邪的蔥、蒜、九層塔、芹菜、香菜、洋蔥。

寒邪引起的腿疼

受寒邪，寒性凝滯，造成關節或肢體劇烈疼痛，好像針刺一般，痛有定處，得到溫暖就減緩，遇寒冷則更加厲害。

可以吃能補血強心、去寒邪的桂圓茶、榴槤。這兩樣比較補，容易上火，吃完後稍為散步一下就無妨。

溼邪引起的腿疼

感受溼邪為主，溼性重濁，所以關節痠痛，痛處多半

固定不移,且肌膚麻木,肢體沉重,容易受到陰雨氣候影響而加重。

食用能健脾利溼、去溼邪的茯苓糕、不冰的紅豆燕麥(漿)。

熱邪引起的腿疼

發病較為劇烈,關節疼痛,局部紅腫變形,痛不可摸,運動受限,兼有發熱、口渴。

可以喝能清熱解毒、去熱邪的無糖菊花茶、綠豆薏仁湯。

腳踝扭傷腫脹

女性穿著高跟鞋上班,學生打籃球足球等,很容易扭傷腳踝,常常一個腳腫得像「紅龜粿」(台語)一樣。

適合吃能滑順關節、化瘀的海帶芽湯、海苔飯、紅燒海參等等。

起床足跟痛

如果您早上醒來下床時,突然一陣踉蹌,覺得足跟一碰到地就莫名其妙的痛,但是活動一下好像又沒事了;或者足跟經常隱隱作痛,可是又沒扭到腳踝,傳統醫學認為是「腎虛」所引起。由於腎臟的經絡由足底經由足內踝,沿著小腿大腿內側上達腎臟和膀胱,所以腎虛時常會足跟痛。

多吃能芳香健胃、去風邪的熱薑汁黑豆花;以及能暖胃益血、靈活關節的甜酒釀蛋花湯:酒釀一大匙,打一顆蛋,水一碗裝八分,滾一下即可。可加些枸杞、紅棗、桂圓或湯圓。

附錄二 全書穴位圖

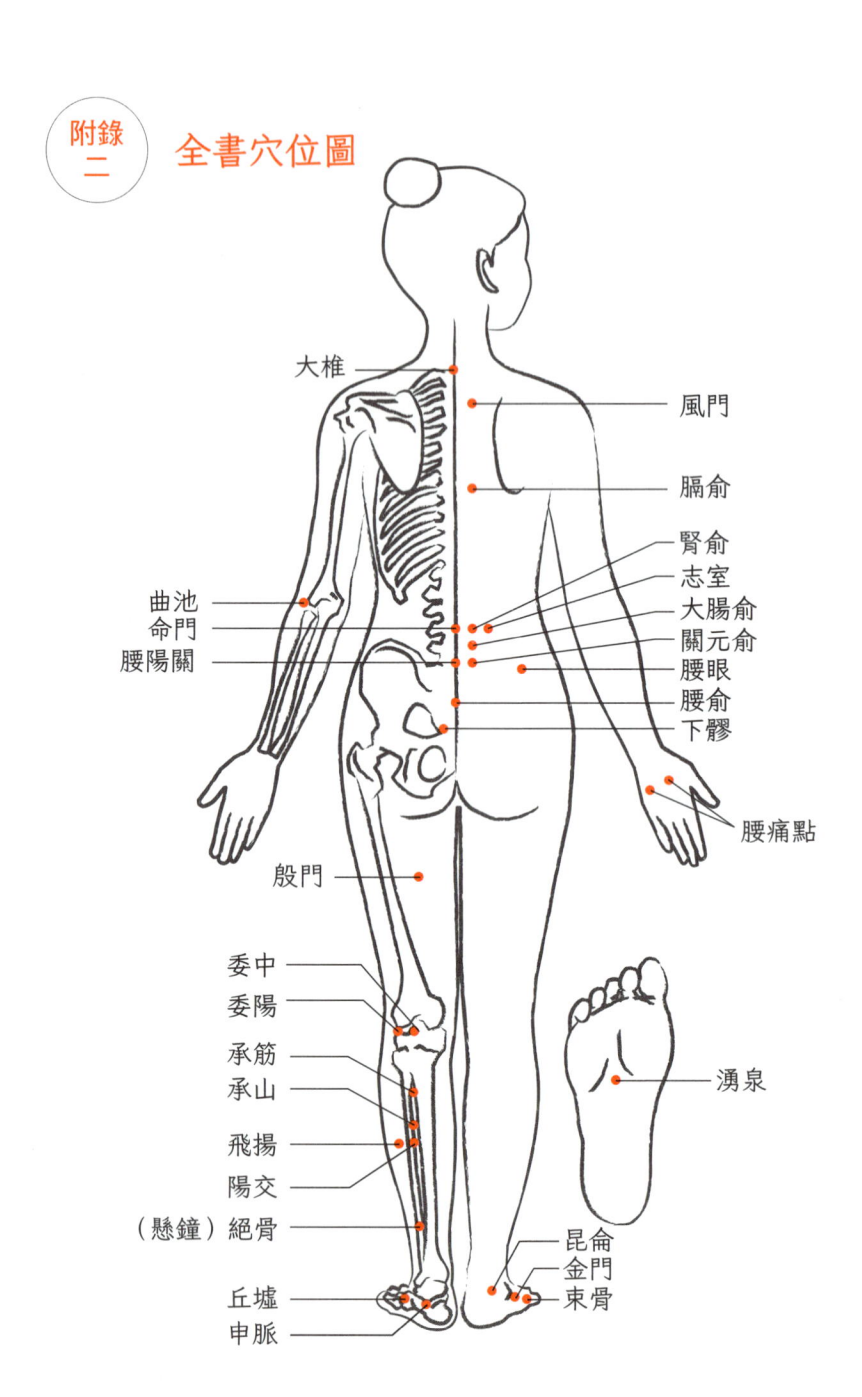

大椎
風門
膈俞
腎俞
志室
曲池
大腸俞
命門
關元俞
腰陽關
腰眼
腰俞
下髎
腰痛點
殷門
委中
委陽
承筋
承山
飛揚
陽交
湧泉
(懸鐘) 絕骨
昆侖
金門
丘墟
束骨
申脈

養腰活腿，身體就輕鬆

附錄二 全書穴位圖

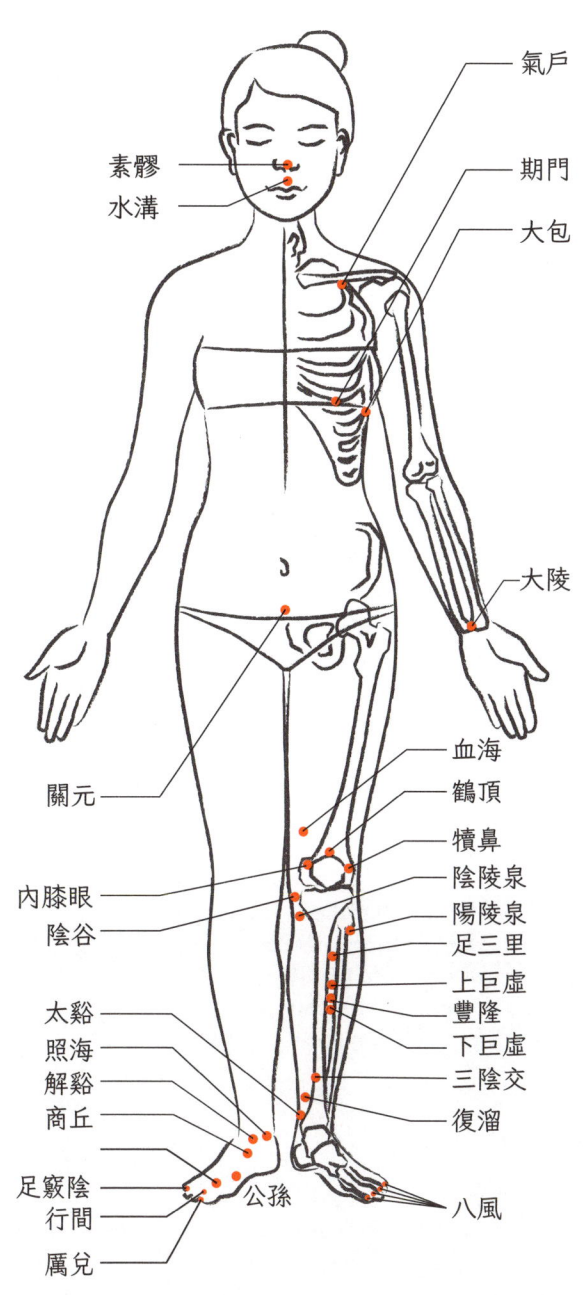

好身體 012

養腰活腿，身體就輕鬆
關鍵穴位、飲食、運動，有效改善 36 種痠痛的中醫自療書

作者 / 吳建勳
封面、版型設計 / 陳俐君
責任編輯 / 楊孟芬
行銷企畫 / 胡雅淳、陳美萍

天下雜誌群創辦人 / 殷允芃
康健雜誌董事長 / 吳迎春
康健雜誌執行長 / 蕭富元
康健雜誌出版編輯總監 / 王慧雲
出版者 / 天下生活出版股份有限公司
地址 / 台北市 104 南京東路二段 139 號 11 樓
讀者服務 /02-2662-0332
傳真 / 02-2662-6048
劃撥帳號 / 19239621 天下生活出版股份有限公司
法律顧問 / 台英國際商務法律事務所．羅明通律師
排版、製版印刷 / 中原造像股份有限公司
總經銷 / 大和圖書有限公司
電話 / 02-8990-2588
出版日期 / 2024 年 10 月第二版第一次印行
定價 / 380 元
ISBN / 978-626-7299-68-5（平裝）
書號 / BHHB0012P

ALL RIGHTS RESERVED

直營門市書香花園　　地址 / 台北市建國北路二段 6 巷 11 號
　　　　　　　　　　電話 / 02-2506-1635
天下網路書店 shop.cwbook.com.tw
康健雜誌網站 www.commonhealth.com.tw
康健出版臉書 www.facebook.com/chbooks.tw

國家圖書館出版品預行編目（CIP）資料

養腰活腿, 身體就輕鬆：關鍵穴位、飲食、運動, 有效改善 36 種痠痛的中醫自療書 / 吳建勳著. -- 第二版.
-- 臺北市：天下生活出版股份有限公司, 2024.10
168 面；14.8×21 公分. --（好身體；12） 　ISBN 978-626-7299-68-5（平裝）
1.CST: 中醫治療學 2.CST: 保健常識

413.9　　　　　　　　　　　　　　　　　　　　　　　　　　　　113014162

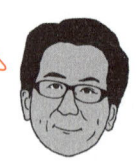